o livro da gravidez e do bebê

Karen Evennett

DCL
DIFUSÃO CULTURAL DO LIVRO

Publicado originalmente por Parragon em 2008

Ilustrações por Coral Mula e Melvyn Evans
Traduzido por Ana Paula Corradini

Produção Editorial: Estúdio Japiassu Reis
Editora: Áine Menassi
Assistente Editorial: Jeferson Máximo
Gerente de Arte: Clayton B. Torres

Produzido por Bridgewater Book Company Ltd

Impresso na China

Dados Internacionais de Catalogação na Publicação (CIP)
(Câmara Brasileira do Livro, SP, Brasil)

Evennett, Karen
O livro da gravidez e do bebê / Karen Evennett ; [ilustrado por Coral Mula e Melvyn Evans ; traduzido por Barbara Meneses]. -- São Paulo : DCL, 2011.

Título original: The pregnancy & baby book.
ISBN 978-85-368-1114-7
1. Bebês - Desenvolvimento 2. Cuidados pré-natais 3. Gravidez 4. Mãe e bebê 5. Nascimento 6. Pediatria 7. Puericultura I. Mula, Coral. II. Evans, Melvyn. III. Título.

11-07316 CDD-649.1

Índices para catálogo sistemático:
1. Puericultura 649.1

O editor gostaria de agradecer as seguintes permissões de reprodução de materiais com direitos autorais: Getty/Ghislain & Marie David de Lossy, p. 2; iStock, pp. 7, 8, 12, 13 (em cima, à esquerda); Istock/Miodrag Gajic. p. 14; Istock/Amanda Rohde, p. 15, p. 55 (embaixo, à direita); Corbis/Jose L Pelaez, p. 16; Istock/Lise Gagne, p. 17; Getty, p. 13 (embaixo, à direita), p. 33; Corbis/Benelux, p. 18 (em cima); Istock/Michael Valdez, p. 18 (embaixo); Corbis/Benjamin F Fink, p. 19 (embaixo, à esquerda); Istock/Nancy Kennedy, p. 19 (embaixo, à direita); Istock/Sergei Sverdelov, p. 19 (em cima, à direita); Istock/Vance Smith, p. 20; Istock/ Joe Klune, p. 22; Corbis/Gabe Palmer, p.25; Corbis/Simon Jarratt, p. 26; Istock/Christine Balderas, p. 27; Getty/Ruth Jenkinson, p. 30; Corbis/Sean Justice, p. 31; Getty/Zia Soleil, p. 32; Corbis/Tom Grill, p. 33; Corbis/Brooke Fasani, p. 42; Getty/Tariq Dajani, p. 43; Istock/Nathan Maxfield, p. 44; Getty/Titus, p. 46; Getty/Markus Amon, p. 47; Istock/Claude Dagenais, p. 48; Corbis/H. Schmid, p. 49; Getty/Stefanie Sudek, p. 50; Istock/Jenny Bonner, p. 52; Getty/Altrendo, p. 53; Getty/Jonathan Storey, p. 54; Getty/Caren Alpert, p. 55 (em cima, à direita); Istock/David Foreman, p. 55 (embaixo, à esquerda); Getty/Mel Vates, p. 56; Corbis/Dann Tardif, p. 58, p. 84; Istock/Diane Diederich, p. 63 (extrema esquerda); Istock/Xavier Gallego, p. 63 (no centro, à direita); Istock/Robert Dant, p. 63 (extrema direita); Getty/Jose Luis Pelaez, p. 68; Getty/Btitt Erianson, p. 70, p. 97, p. 117; Getty/Laurence Monneret, p. 71; Istock/ Al Wekelo, p. 72; Getty/Ian Hooton, p. 73, p. 82 (à direita), p. 85 (embaixo); Getty/Christopher Bissell, p. 74; Istock/ Leah-Anne Thompson, p. 75; Getty/Jonathan Nourok, p. 76; Istock/Don Bayley, p. 77; Corbis/Goupy Didier, p. 78; Istock/Tomasz Resiak, p. 79 (em cima); Istock/Tim Pohl, p. 79 (embaixo); Getty/Michael Nischke, p. 80; Istock/Jamey Ekins, p. 81 (em cima), p. 92; Istock/Kenneth C Zirkel, p. 81 (embaixo); Corbis/Envision, p. 82 (esquerda); Getty/Jerome Tisne, p. 83; Getty/Dorling Kindersley, p. 85 (em cima); Istock/Don Bayley, p. 86; Corbis/Andersen Ross, p. 87; Getty/Andrew Olney, p. 88; Corbis, p. 89; Getty/Ellen Denuto, p. 96 (em cima); Istock/ Mykola Velychko, p. 96 (embaixo); Corbis/Rick Gomez, p. 98; Getty/Daniel Berehulak, p. 99 (em cima); Istock/Vivid Pixels, p. 99 (embaixo); Getty/Elyse Lewin, p. 102; Getty/PM Images, p. 103; Getty/Mark Lund, p. 104; Getty/Fraser Hall, p. 105; Istock/ Teresita Cortès, p. 107; Getty/Tanya Constantine, p. 108; Corbis/Michael Kller, p. 109 (em cima); Corbis/Cecilla Enholm, p. 109 (embaixo); Corbis/Anna Peisl, p. 111; Getty/Dan Dalton, p. 112 (em cima); Istock/Damir Cudic, p. 112 (embaixo); Getty/ Michael Krasowitz, p. 113; Getty/Win Initiative, p. 114; Getty/ Laureen Middley, p. 115; Getty/Victoria Snowber, p. 116; Corbis/ Pinto, p. 120 (em cima); Corbis/Simon Smith, p 120 (embaixo); Istock/Sawayasu Tsuji, p. 121; Getty/Katirnel Wittkamp, p. 122; Corbis/Bury, p. 123 (em cima, à direita); Istock/Alexander Maksimenko, p. 123 (à esquerda); Istock/Anita Patterson, p. 124; Getty/Charles Gullung, p. 125 (em cima); Getty/Ian O'Leary, p. 125 (embaixo); Corbis/S Hammid, p. 126; Getty/Dan Kenyon, p. 127 (em cima); Istock/Justin Horrocks, p. 127 (embaixo); Getty/Stockyb, p. 128 (em cima); Getty/Arthur Tilley, p. 128 (embaixo); Istock/Bojan Tezak, p. 129; Corbis, Brigitte Sporrer, p. 130; Getty/Ross Whitaker, p. 131; Corbis/Justyn Olby, p. 133 (em cima); Getty/Jen Petreshock, p. 133 (embaixo); Getty/Lawrence Lawry, p. 134; Istock/Brian McEntine, p. 135; Corbis/Ariel Skelley, p. 140 (em cima); Getty/Jeffrey Conley, p. 140 (embaixo); Getty/Ariel Skelley, p. 141 (em cima); Corbis/Tony Arruza, p. 141 (embaixo).

Conteúdo

Introdução

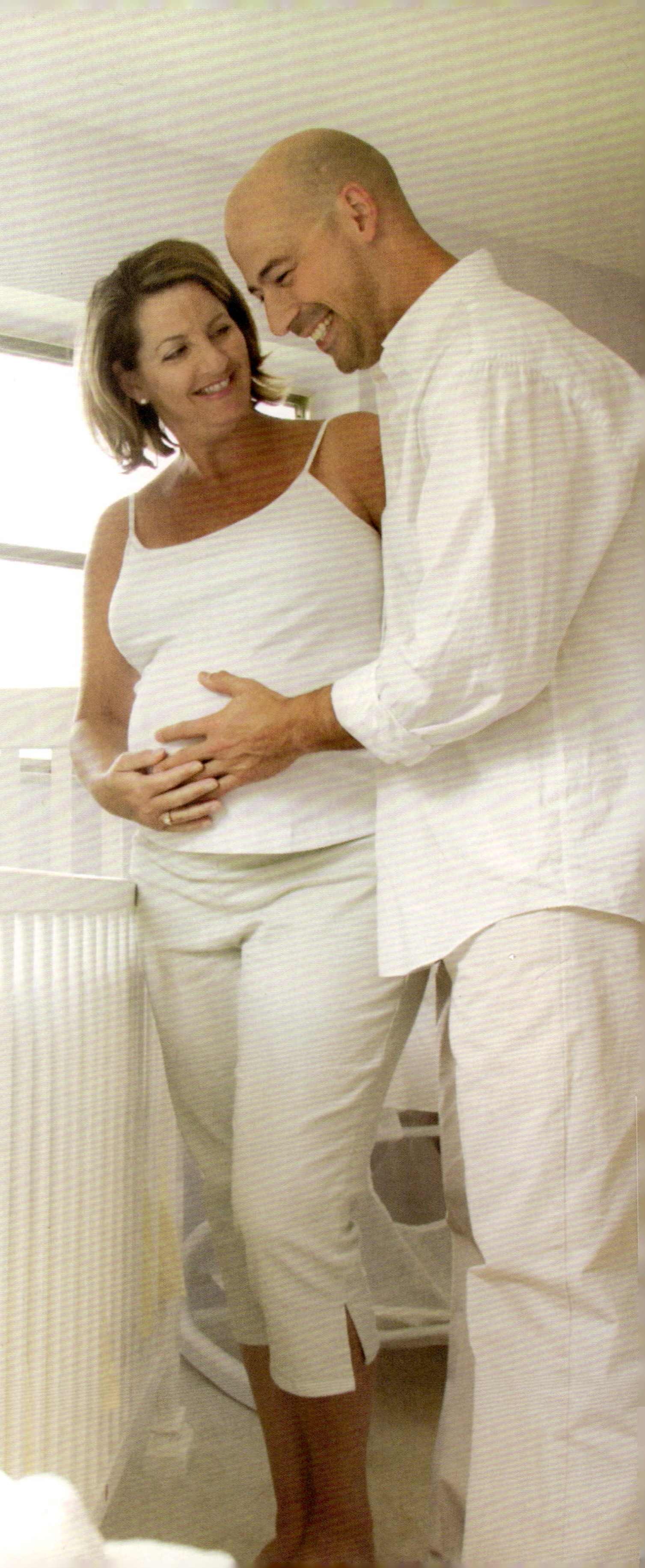

Bastam 21 meses para que seu bebê seja concebido e chegue ao seu primeiro aniversário! É difícil pensar em outro momento de nossas vidas quando mudanças tão grandes acontecem com tanta rapidez. Em um minuto, você está grávida, tentando adivinhar quando foi a concepção e quando será o nascimento; no minuto seguinte (é o que parece), você está beijando seu filho depois de ele levar seu primeiro tombo, ou está comemorando as primeiras palavras da sua filha. Tudo pode acontecer tão rápido que, quando olhamos para trás, desejamos ter nos dedicado mais a registrar os altos e baixos que formam a história dos nossos filhos.

Se, um dia, seu filho perguntar "o que você tinha vontade de comer quando estava grávida de mim?" ou "quando nasceu meu primeiro dente?", você irá lembrar? Este diário tem espaço para você registrar tudo o que pareça importante ao longo da sua jornada com seu novo bebê.

Ao longo do caminho, você descobrirá que mães, amigos e parentes adoram dizer o que você deve ou não deve fazer, comer e até sentir. Todos os conselhos deles são bem intencionados – mesmo que, às vezes, estejam ultrapassados –, mas é importante sentir-se confiante na sua própria capacidade de lidar com a sua gravidez e criar seu filho. Tornar-se mãe é um processo bastante instintivo, por isso, confie na sua intuição. Mas também faça pesquisas. Neste livro daremos a você todas as ferramentas básicas de que você precisará nos próximos 21 meses. Para a sua gravidez, há conselhos sobre como manter a saúde, saber quando buscar ajuda profissional e entender o que acontecerá conforme as semanas passam e o importante nascimento se aproxima. Para cada um dos três trimestres de gravidez, há um resumo do progresso do seu bebê, assim como as alterações normais no seu próprio corpo (e também os sinais que precisam ser acompanhados pelo seu médico ou parteira). Que tipo de parto você quer? Você deve fazer um planejamento do nascimento? Quais são os primeiros sinais do trabalho de parto? Que tipo de alívio para dor você deve buscar? Para a maioria das mães de primeira viagem, há muitas perguntas a serem feitas e nós esperamos que você se sinta mais bem informada ao ler este livro.

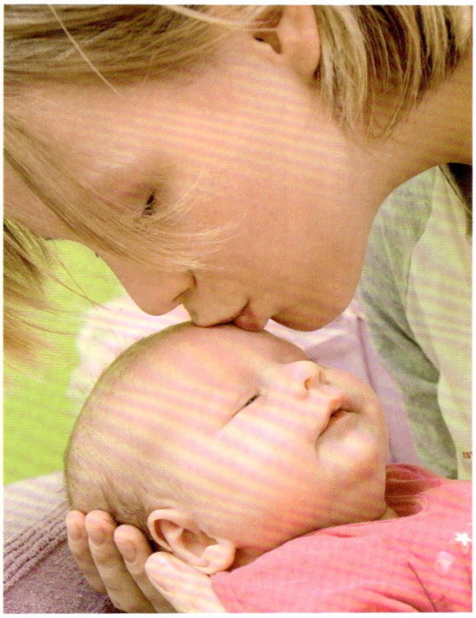

Sua gravidez não é apenas uma preparação para o parto. Nesses meses bastante corridos você também fará muitos planos práticos para o seu bebê. Como decorar o quarto dele? Que produtos comprar? E não vamos nos esquecer dos nomes. Qual será o nome do seu bebê?

Depois que seu bebê chegar, você deve se planejar para amamentar ou usar a mamadeira? Vale a pena saber que há prós e contras nas duas opções. Para muitas mulheres, não há dúvida: elas vão amamentar. Porém, o que acontece se essa for a sua intenção e, por algum motivo, não for possível? É sempre bom ter a mente aberta! Em casa, como irá criar uma rotina para o bebê? Por quanto tempo ele vai dormir? O que fazer se ele for relutante para dormir? (Essa é uma pergunta que perturba muitos dos novos pais!)

Conforme o tempo passa, como você deve brincar com seu bebê para estimulá-lo? Como socializá-lo e o que ele deve comer e quando? O primeiro ano de um bebê muitas vezes parece uma programação e, quando você encontrar com outras mães, terá a impressão de que todas estão no controle dessa programação, comparando anotações sobre os primeiros sorrisos, primeiras vezes que rolar de um lado para o outro, primeiros alimentos sólidos e primeiras palavras.

Você, seu bebê (ou bebês) e sua gravidez são únicos e este livro é uma chance de celebrar essa individualidade. Saiba o que deve acontecer e quando e registre os detalhes dos marcos atingidos pelo seu bebê nas páginas do diário. Pode não ser muito engraçado se seu bebê for o último a aprender a engatinhar, ou se ele simplesmente não ligar e se arrastar sentado no chão. Porém, nos anos seguintes, você irá se lembrar disso e dar risada. Esperamos que um registro neste diário sobre o que aconteceu e quando dará a você várias memórias para relembrar e rir com seu filho, quando você e ele tiverem idade suficiente para ver o lado engraçado delas... Além das memórias que a deixarão emocionada. Esperamos que você se divirta personalizando este livro da mesma maneira que nos divertimos preparando-o.

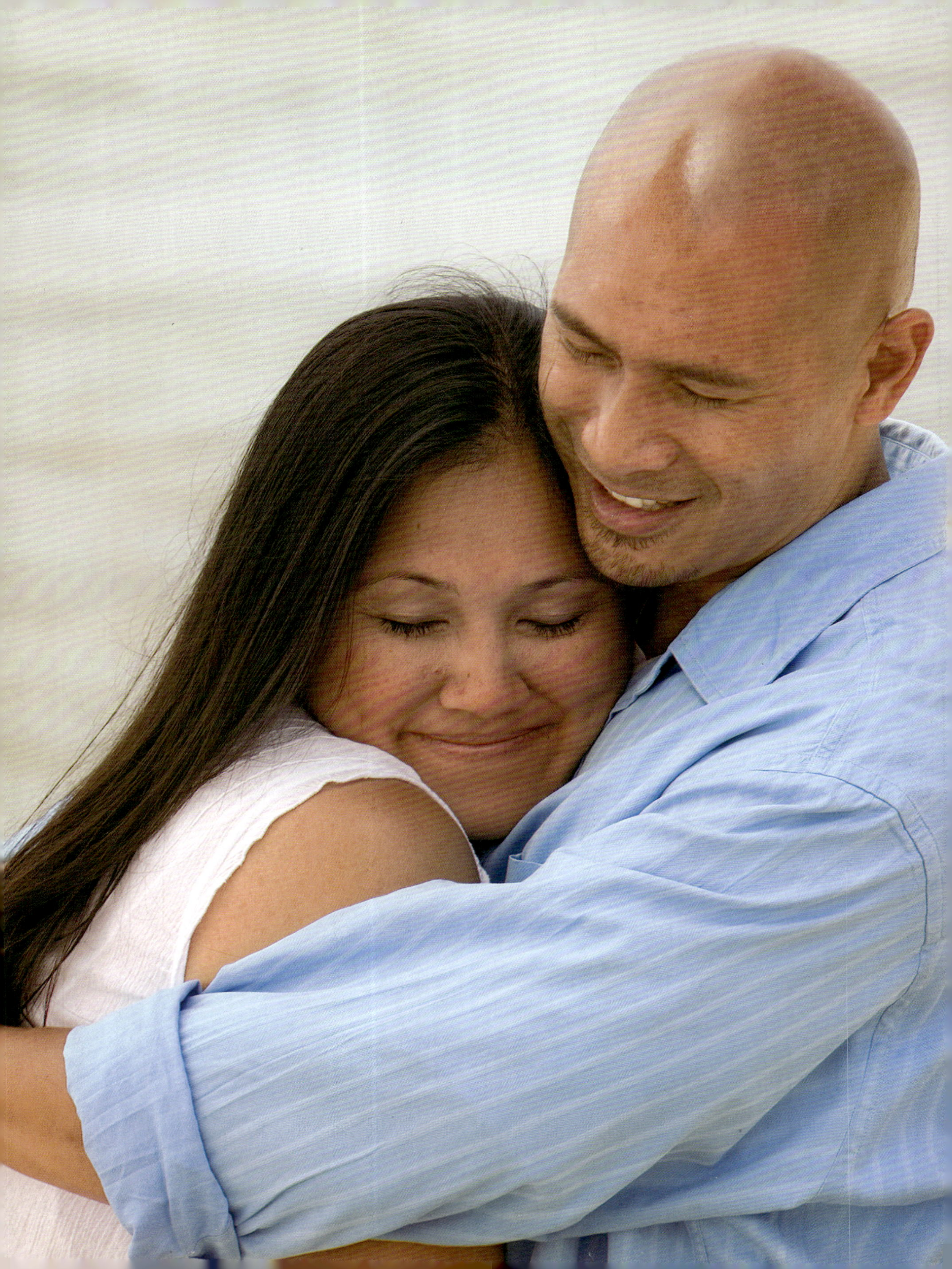

Gravidez e cuidados

Desde os primeiros sinais da gravidez, você se sentirá diferente e logo a sua aparência ficará diferente também. É um momento emocionante para qualquer mulher – e seu parceiro –, mas também pode ser marcado pela ansiedade. Saber que tudo que deve acontecer está acontecendo e que você está cuidando de si mesma e do seu bebê da melhor maneira possível é reconfortante e tranquilizador. Use as páginas do nosso diário para registrar os melhores momentos e também as preocupações que você tiver.

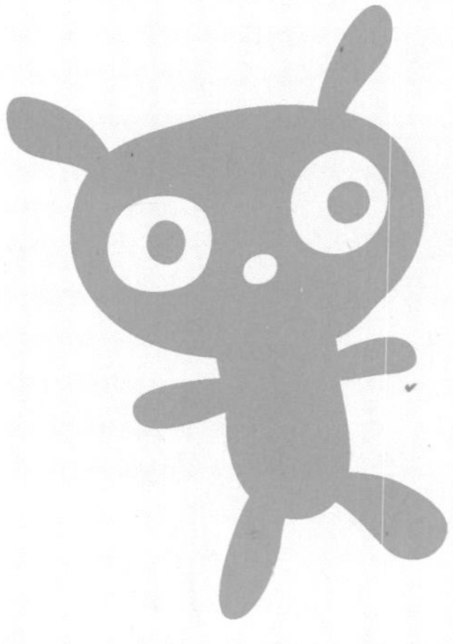

Os primeiros dias

Você está grávida ou não? Nos primeiros dias, você é a única pessoa que conhece seu corpo bem o suficiente para reconhecer as mudanças sutis que estão acontecendo e significam que, logo, você será mãe.

Se você estiver planejando uma gravidez, estará atenta para qualquer mudança que indique que suas tentativas tiveram sucesso. Sensibilidade e inchaço nos seios, aumento na secreção vaginal, prisão de ventre, náusea e fadiga podem ser sinais muito precoces; ou sua primeira suspeita pode vir de descobrir que o cheiro do café revira seu estômago ou que você desenvolveu uma aversão súbita a um alimento que antes adorava. Algumas mulheres sentem sinais como esses apenas uma semana após a concepção, ou seja, por volta da terceira semana de um ciclo normal de 28 dias.

Uma menstruação atrasada no início do ciclo seguinte é um sinal mais definitivo – embora algumas mulheres tenham uma leve hemorragia ("escape") mesmo estando grávidas. Se você conhecer bem o seu corpo, irá identificar rapidamente qualquer coisa nova ou incomum para você.

O que seu corpo está dizendo?

ALTERAÇÕES NOS SEIOS Algumas mulheres sentem dor e inchaço nos seios antes da menstruação. Os hormônios que controlam a gravidez têm o mesmo efeito, embora sejam, em geral, mais marcantes.

NÁUSEA Mais de 80% das mulheres grávidas sofrem com algum grau de enjoo. Uma causa possível do enjoo são os subprodutos da atividade hormonal aumentada, que se acumulam e causam uma toxicidade generalizada no corpo. Ninguém sabe por que algumas mulheres são afetadas e outras não.

AVERSÃO A ALIMENTOS Por sorte, a maioria de nós tende a fugir exatamente das coisas que são ruins para nós durante a gravidez, como o café e o álcool, e isso faz com que evitá-las seja muito mais fácil! Às vezes, a deficiência de zinco pode fazer com que algumas comidas tenham gosto e cheiro peculiares quando estamos grávidas, assim, certifique-se de incluir carne e nozes ricas em zinco em quantidade suficiente na sua dieta. Se a carne ficar com um cheiro forte ao ser grelhada ou frita, experimente receitas que disfarcem o odor.

ESTOU GRÁVIDA?

SINTOMA	SIM	NÃO
Cansaço		
Dores no estômago		
Enjoo		
Gosto metálico estranho na boca		
Seios sensíveis		
Pequenos inchaços nos mamilos — tubérculos de Montgomery — mais proeminentes		
Prisão de ventre		
Necessidade de urinar com mais frequência		
Aumento na secreção vaginal		
Aversão a alimentos		

Da concepção ao parto

Ao contrário do que você pode imaginar, sua gravidez começou no primeiro dia da sua última menstruação! É um pouco confuso, mas é assim que a data de nascimento do seu filho é estimada. Assim, espera-se que todas as gravidezes durem 40 semanas a partir da data da última menstruação (embora a concepção aconteça cerca de duas semanas após essa data). Encontre o primeiro dia da sua última menstruação no gráfico abaixo, em negrito. A data logo abaixo é a data esperada do seu parto.

TESTES DE GRAVIDEZ

Você pode fazer um teste de gravidez no primeiro dia de atraso da menstruação. Ele detecta o hormônio gonadotrofina coriônica humana (hCG) na sua urina. Tudo o que você tem de fazer é molhar o palito que vem na caixinha em um pouco de urina. Se o hormônio estiver presente, o produto químico presente no palito muda de cor, mostrando o resultado, positivo ou negativo. Usados corretamente, os testes de gravidez são muito precisos, embora seja possível aparecer um resultado negativo falso, ou seja, o teste mostrar que você não está grávida, mas você estar. Se tiver dúvida, ou se sua menstruação ainda assim não chegar, repita o teste.

QUANDO MEU BEBÊ IRÁ NASCER?

Janeiro	**1**	**2**	**3**	**4**	**5**	**6**	**7**	**8**	**9**	**10**	**11**	**12**	**13**	**14**	**15**	**16**	**17**	**18**	**19**	**20**	**21**	**22**	**23**	**24**	**25**	**26**	**27**	**28**	**29**	**30**	**31**	**Janeiro**
Outubro	8	9	10	11	12	13	14	15	16	17	18	19	20	21	22	23	24	25	26	27	28	28	30	31	1	2	3	4	5	6	7	Novembro
Fevereiro	**1**	**2**	**3**	**4**	**5**	**6**	**7**	**8**	**9**	**10**	**11**	**12**	**13**	**14**	**15**	**16**	**17**	**18**	**19**	**20**	**21**	**22**	**23**	**24**	**25**	**26**	**27**	**28**				**Fevereiro**
Novembro	8	9	10	11	12	13	14	15	16	17	18	19	20	21	22	23	24	25	26	27	28	29	30	1	2	3	4	5				Dezembro
Março	**1**	**2**	**3**	**4**	**5**	**6**	**7**	**8**	**9**	**10**	**11**	**12**	**13**	**14**	**15**	**16**	**17**	**18**	**19**	**20**	**21**	**22**	**23**	**24**	**25**	**26**	**27**	**28**	**29**	**30**	**31**	**Março**
Dezembro	6	7	8	9	10	11	12	13	14	15	16	17	18	19	20	21	22	23	24	25	26	27	28	29	30	31	1	2	3	4	5	Janeiro
Abril	**1**	**2**	**3**	**4**	**5**	**6**	**7**	**8**	**9**	**10**	**11**	**12**	**13**	**14**	**15**	**16**	**17**	**18**	**19**	**20**	**21**	**22**	**23**	**24**	**25**	**26**	**27**	**28**	**29**	**30**		**Abril**
Janeiro	6	7	8	9	10	11	12	13	14	15	16	17	18	19	20	21	22	23	24	25	26	27	28	29	30	31	1	2	3	4		Fevereiro
Maio	**1**	**2**	**3**	**4**	**5**	**6**	**7**	**8**	**9**	**10**	**11**	**12**	**13**	**14**	**15**	**16**	**17**	**18**	**19**	**20**	**21**	**22**	**23**	**24**	**25**	**26**	**27**	**28**	**29**	**30**	**31**	**Maio**
Fevereiro	5	6	7	8	9	10	11	12	13	14	15	16	17	18	19	20	21	22	23	24	25	26	27	28	1	2	3	4	5	6	7	Março
Junho	**1**	**2**	**3**	**4**	**5**	**6**	**7**	**8**	**9**	**10**	**11**	**12**	**13**	**14**	**15**	**16**	**17**	**18**	**19**	**20**	**21**	**22**	**23**	**24**	**25**	**26**	**27**	**28**	**29**	**30**		**Junho**
Março	8	9	10	11	12	13	14	15	16	17	18	19	20	21	22	23	24	25	26	27	28	29	30	31	1	2	3	4	5	6		Abril
Julho	**1**	**2**	**3**	**4**	**5**	**6**	**7**	**8**	**9**	**10**	**11**	**12**	**13**	**14**	**15**	**16**	**17**	**18**	**19**	**20**	**21**	**22**	**23**	**24**	**25**	**26**	**27**	**28**	**29**	**30**	**31**	**Julho**
Abril	7	8	9	10	11	12	13	14	15	16	17	18	19	20	21	22	23	24	25	26	27	28	29	30	1	2	3	4	5	6	7	Maio
Agosto	**1**	**2**	**3**	**4**	**5**	**6**	**7**	**8**	**9**	**10**	**11**	**12**	**13**	**14**	**15**	**16**	**17**	**18**	**19**	**20**	**21**	**22**	**23**	**24**	**25**	**26**	**27**	**28**	**29**	**30**	**31**	**Agosto**
Maio	8	9	10	11	12	13	14	15	16	17	18	19	20	21	22	23	24	25	26	27	28	29	30	31	1	2	3	4	5	6	7	Junho
Setembro	**1**	**2**	**3**	**4**	**5**	**6**	**7**	**8**	**9**	**10**	**11**	**12**	**13**	**14**	**15**	**16**	**17**	**18**	**19**	**20**	**21**	**22**	**23**	**24**	**25**	**26**	**27**	**28**	**29**	**30**		**Setembro**
Junho	8	9	10	11	12	13	14	15	16	17	18	19	20	21	22	23	24	25	26	27	28	29	30	1	2	3	4	5	6	7		Julho
Outubro	**1**	**2**	**3**	**4**	**5**	**6**	**7**	**8**	**9**	**10**	**11**	**12**	**13**	**14**	**15**	**16**	**17**	**18**	**19**	**20**	**21**	**22**	**23**	**24**	**25**	**26**	**27**	**28**	**29**	**30**	**31**	**Outubro**
Julho	8	9	10	11	12	13	14	15	16	17	18	19	20	21	22	23	24	25	26	27	28	29	30	31	1	2	3	4	5	6	7	Agosto
Novembro	**1**	**2**	**3**	**4**	**5**	**6**	**7**	**8**	**9**	**10**	**11**	**12**	**13**	**14**	**15**	**16**	**17**	**18**	**19**	**20**	**21**	**22**	**23**	**24**	**25**	**26**	**27**	**28**	**29**	**30**		**Novembro**
Agosto	8	9	10	11	12	13	14	15	16	17	18	19	20	21	22	23	24	25	26	27	28	29	30	31	1	2	3	4	5	6		Setembro
Dezembro	**1**	**2**	**3**	**4**	**5**	**6**	**7**	**8**	**9**	**10**	**11**	**12**	**13**	**14**	**15**	**16**	**17**	**18**	**19**	**20**	**21**	**22**	**23**	**24**	**25**	**26**	**27**	**28**	**29**	**30**	**31**	**Dezembro**
Setembro		7	8	9	10	11	12	13	14	15	16	17	18	19	20	21	22	23	24	25	26	27	28	29	30	1	2	3	4	5	6	7 Outubro

Primeiros passos

Um amigo médico descreveu a gravidez com muita beleza. "É como observar um cisne... Na superfície, vemos graça e beleza, enquanto, debaixo d'água, ele está fazendo um esforço frenético para que tudo continue bem. Na gravidez, você provavelmente ficará bonita – 'florescente' –, mas, por dentro, seu corpo está trabalhando duro para que você e seu bebê estejam nas melhores condições."

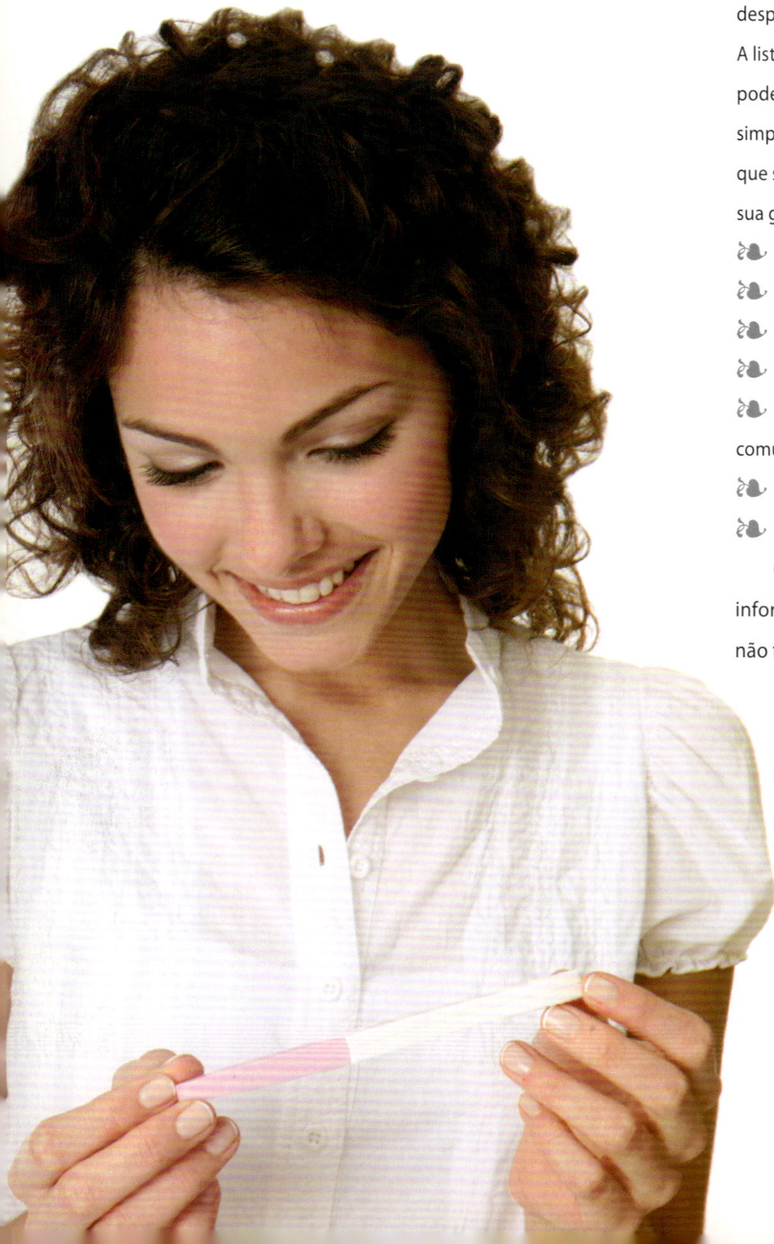

Sua primeira consulta

Os cuidados pré-natais existem para tranquilizá-la de que tudo está correndo bem e é uma boa ideia marcar sua primeira consulta com seu médico ou parteira assim que puder, nem que seja apenas para garantir seu lugar na montanha-russa de consultas e aulas pré-natais que virão. Não seja aquela mãe que entra na lista para as aulas pré-natal tão tarde que corre o risco de estar completamente despreparada se o bebê nascer mais cedo!

A lista de perguntas e testes na sua primeira consulta pré-natal pode parecer assustadora, mas, para a maioria de nós, ela simplesmente descarta problemas, em vez de levantá-los. Para que seu médico ou parteira possa ter um bom quadro seu e da sua gravidez, esteja preparada para responder a perguntas sobre:

- Seu estado de saúde atual e no passado.
- Qualquer doença ou operação que tenha sofrido.
- Gravidezes anteriores ou abortos.
- Se você tem gêmeos na família ou doenças hereditárias.
- Sua origem étnica, pois algumas condições herdadas são mais comuns em certos grupos étnicos.
- Seu trabalho e o trabalho do seu parceiro.
- Sua casa e com quem você mora.

O ideal é que você também receba uma série de informações para ler e digerir sobre o que fazer e o que não fazer para ter uma gravidez saudável. Também é o momento de levantar qualquer dúvida ou pergunta que você já tenha.

Você se lembrará para o resto da vida do momento em que descobriu que estava grávida.

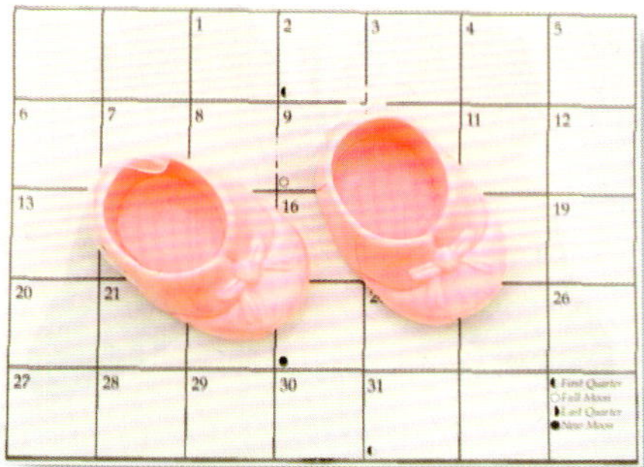

EXAMES, EXAMES...

Embora os procedimentos possam variar em cada lugar, os seguintes exames pré-natais devem ser esperados logo no início:

- Um exame de urina, para descartar a presença de proteína, indicando infecção ou pressão alta, e açúcar, o que pode gerar a necessidade de outros exames para descartar a diabetes.

- A pressão arterial será medida na primeira consulta e em todas as outras consultas pré-natais para garantir que está dentro dos limites normais (a pressão alta pode colocá-la em perigo, e também seu bebê, por isso, é bom saber que a sua está como deveria).

- O sangue é examinado para determinar o seu tipo sanguíneo e descartar a anemia. Se não tiver certeza da sua condição em relação à rubéola, também pode verificá-la (a rubéola pode causar catarata, surdez e lesões no coração do bebê na gestação, mas a maioria de nós tomou vacinas contra ela quando adolescentes).

- Seu peso será medido para determinar se você está acima ou abaixo do peso normal para a sua altura e se isso pode causar problemas para você e para o bebê nos meses seguintes.

Contando para outras pessoas

Você provavelmente está explodindo de vontade de contar para seus amigos e sua família que você está grávida. É um segredo difícil de guardar entre você, seu parceiro e seu médico ou parteira! Porém, quando é o melhor momento para contar para o mundo? Segurar a notícia até depois da décima segunda semana, o final do primeiro trimestre, é uma prática muito comum, apoiada pelo medo de que "algo dê errado". É verdade que mais de 20% das gravidezes (uma em cada cinco) terminam em aborto espontâneo – e a maioria nas primeiras 12 semanas –, mas, é claro, a maioria delas vai até o final e são momentos tranquilos e felizes na vida da nova mãe.

Contar aos seus amigos e colegas significa que você pode contar com o apoio deles quando não quiser beber álcool ou estiver muito cansada ou enjoada para sair. Este é um momento em que sua intuição realmente entra no jogo: você é uma pessoa reservada ou gosta de compartilhar suas emoções abertamente? Seus pais, seu parceiro e seus amigos terão suas opiniões sobre o momento certo de espalhar a notícia, mas, no fim, é você quem decide a quem contar e quando.

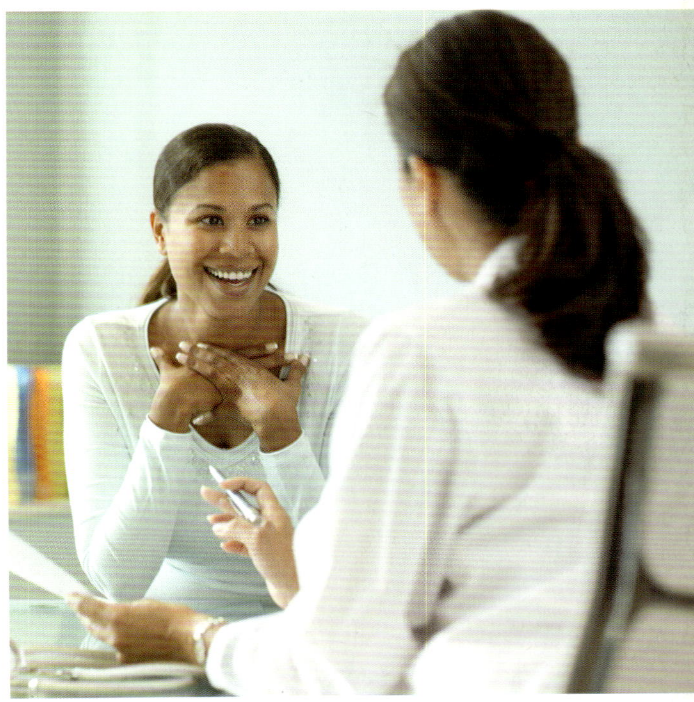

Compartilhar a notícia pode ajudar a conquistar novas amizades e fortalecer as já existentes.

Cuidando de você mesma

O cansaço é quase sempre uma característica do início da gravidez; é a maneira de seu corpo dizer para ir com calma! Nossa necessidade normal de oito horas de sono aumenta muito durante a gravidez, quando 10 horas de sono (oito à noite e duas de dia) a cada 24 horas é o ideal. No entanto, isso pode ser irreal, principalmente nas primeiras semanas, quando é provável que você trabalhe em tempo integral e talvez ainda nem tenha contado ao seu chefe que está grávida! O cansaço deve aparecer a partir da sexta semana de gravidez e continuar até, pelo menos, a décima quarta semana (voltando nas últimas semanas, antes do parto) e fará com que você tente dormir sempre que puder. Se você não puder dormir por 10 horas, tente ao menos garantir que você possa descansar o máximo possível, na cama ou no sofá. É muito melhor descansar antes de ficar completamente exausta e sentir que não consegue continuar.

Se você achar difícil relaxar, reserve um horário para que um especialista possa ajudá-la a descansar.

E SE EU PEGAR UMA INFECÇÃO?

Algumas infecções causam mais estragos que outras. As de maior risco para o seu bebê são a catapora, o citomegalovírus, o eritema infeccioso, a hepatite, a doença de Lyme, a rubéola, a sífilis, a listeriose e a toxoplasmose. No entanto, mesmo se tiver procurado o médico por algo que não pareça ter relação com a gravidez, relembre-o de que você está grávida. Alguns antibióticos são considerados seguros durante a gravidez, mas as consequências de tomá-los dependerão da duração do tratamento e da gravidade da doença.

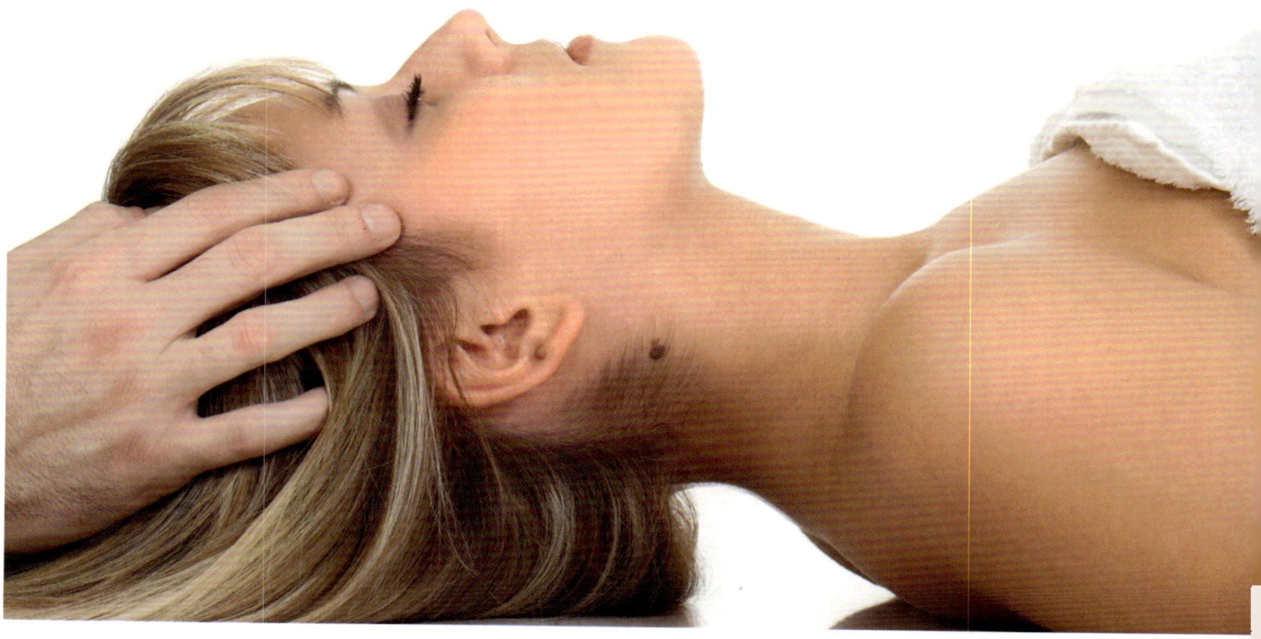

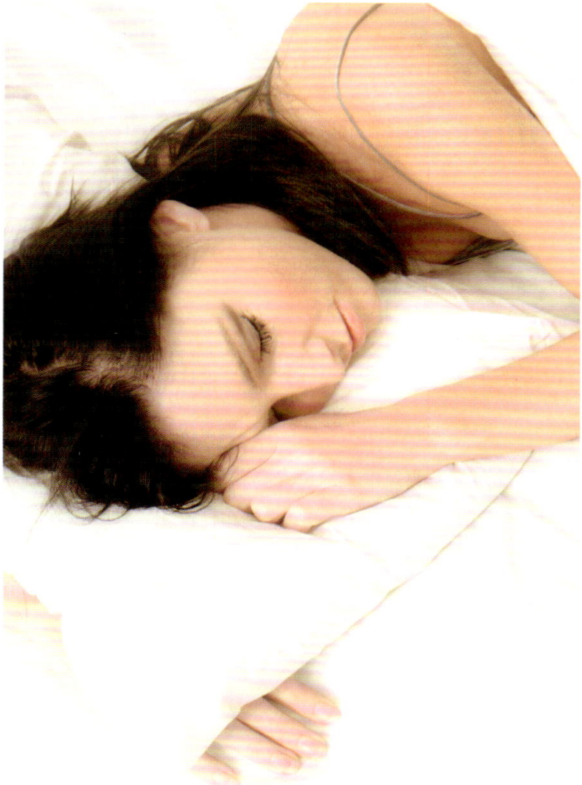

Escute seu corpo e ceda à vontade dele de descansar. Você precisará dormir muito mais do que o normal.

O QUE EVITAR

CAIXAS DE AREIA DE GATOS são fontes de toxoplasmose, uma infecção causada por um parasita microscópico que vive nas fezes dos gatos.

OVELHAS Depois de dar à luz, elas carregam a bactéria *Chlamydia psittaci*, que pode provocar um aborto.

ÁLCOOL A recomendação mais recente é de evitá-lo completamente durante a gravidez.

DROGAS A menos que sejam prescritas por um médico que esteja ciente do seu estágio na gravidez.

CIGARROS A nicotina contrai os vasos sanguíneos da placenta, assim, menos oxigênio e menos nutrientes chegam ao bebê.

BANHEIRAS QUENTES, HIDROMASSAGENS E SAUNAS Temperaturas altas podem ser perigosas e aumentam o risco de aborto, além de a deixarem desidratada.

CAFEÍNA Respeite o limite máximo de 300 mg por dia, já que níveis altos podem fazer o bebê nascer com pouco peso. Uma caneca de café contém cerca de 100 mg, um barra de chocolate de 50 g contém 50 mg.

Cuide bem

Se você não se sentir bem, peça conselhos a um médico antes de abrir seu armário de remédios. Embora apenas dois ou três por cento das deficiências nos bebês sejam causadas por remédios (em parte porque seu fluído corporal aumenta em oito litros durante a gravidez, o que os dilui), a lista completa de substâncias às quais um embrião pode ser vulnerável ainda não é conhecida; por isso, é melhor tomar a menor quantidade possível de remédios durante a gravidez, em especial durante as primeiras semanas, quando o embrião está se formando e a placenta está começando a ficar ativa.

Até analgésicos comuns devem ser evitados porque não há garantia de que sejam totalmente seguros para o seu bebê e há várias alternativas para problemas rotineiros, como as dores de cabeça. Embora as dores de cabeça durante a gravidez geralmente sejam causadas por alterações hormonais, também podem ser disparadas pela fadiga (daí a necessidade de descanso), tensão, estresse e fome (não pule refeições). Faça uma massagem facial em você mesma para aliviar as dores de cabeça ou use a meditação ou exercícios para o pescoço para aliviar a tensão.

Felizmente, muitas mulheres descobrem que ficam mais saudáveis do que nunca durante a gravidez – por exemplo, algumas doenças autoimunes e alergias diminuem, liberando-as da necessidade de tomar os remédios com os quais geralmente contam. Seu corpo tem uma capacidade incrível de protegê-la neste momento crucial da sua vida, portanto, aprenda a escutá-lo e confiar nele, e procure um medico quando achar que precisa.

Comendo por dois

Sua gravidez não é o momento para começar uma dieta, no sentido de perda de peso, mas pode ser uma oportunidade para melhorar a dieta que você já segue. Estudos recentes sugerem que mulheres grávidas que comem muita besteira (batatas fritas, salgadinhos, rosquinhas, etc.) têm mais chances de darem à luz uma criança que terá vontade dessas mesmas comidas e lutará para manter um bom peso. Por isso, a melhor maneira de interpretar o velho ditado de que você está "comendo por dois" quando está grávida é que você tem de pensar em duas vidas. Você não precisa dobrar a sua ingestão de calorias para isso (2.500 é o ideal, apenas 400 a mais do que o normal), mas tem de se lembrar de que seu bebê está contando com o que você come ou bebe para receber uma alimentação adequada dentro do útero.

Uma dieta bem balanceada deve conter algum item de cada um dos grupos de alimentos – laticínios, frutas, legumes, carne, ovos, peixes e carboidratos – e, enquanto estiver grávida, você deve se esforçar para incluir alguma coisa de cada um desses grupos todos os dias. Prefira alimentos frescos. Para obter informações sobre uma alimentação saudável, veja nossa lista de metas de alimentação.

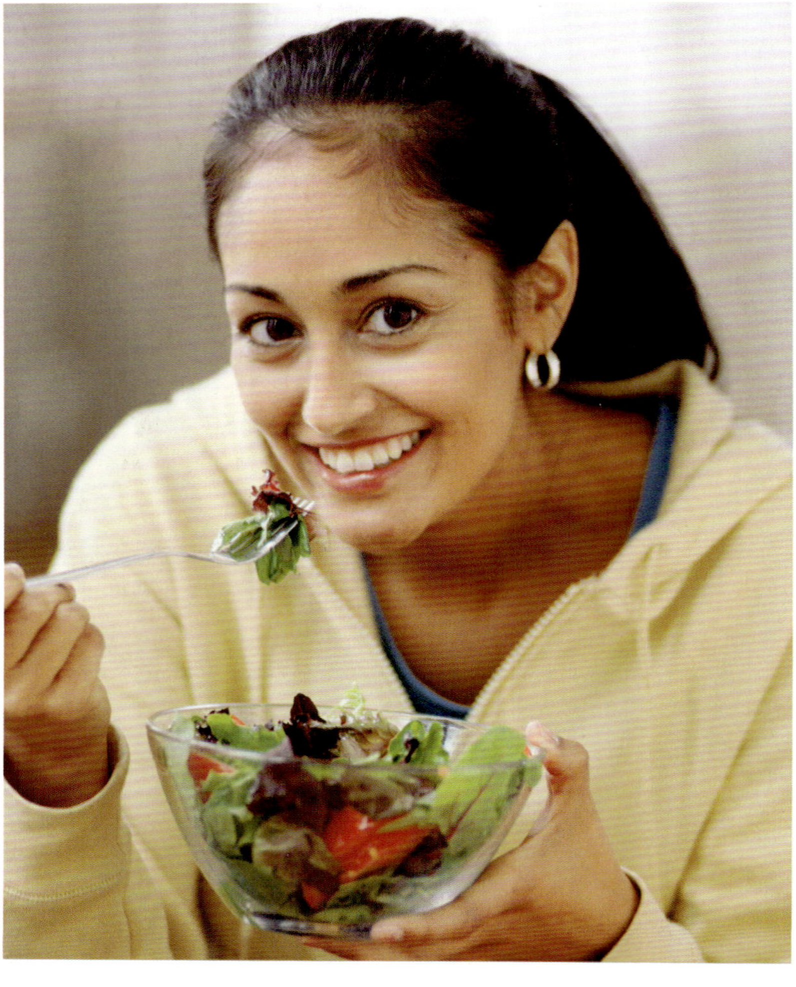

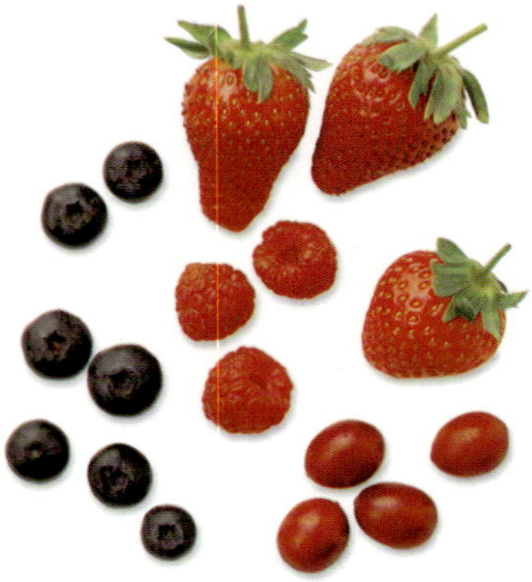

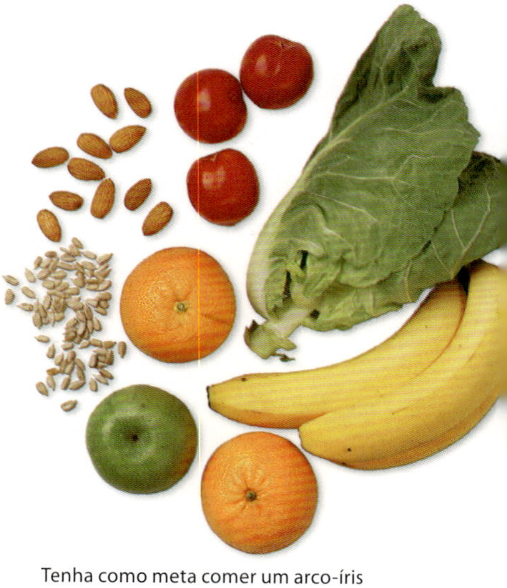

Tenha como meta comer um arco-íris de frutas e legumes frescos para trazer variedade para a sua dieta.

Volte a tomar leite ou escolha iogurte ou queijo, se preferir.

Metas:

- **QUATRO PORÇÕES DE PROTEÍNAS** Carnes, peixes, ovos, queijos, legumes... Diariamente. A proteína é formada por aminoácidos, os tijolos de montagem das células humanas, e pesquisas mostraram que um consumo inadequado de proteínas durante a gravidez pode fazer com que o bebê nasça pequeno.
Exemplos: três copos de 225 ml de leite desnatado; dois ovos grandes mais duas claras; 85 g de carne vermelha; 70 g de frango; 85 g de queijo; 100 g de peixe.
- **DUAS PORÇÕES DE VITAMINA C** Ela é necessária tanto para você quanto para o seu bebê para diversos processos de utilização de nutrientes.
Exemplos: duas laranjas pequenas; meio copo de suco de laranja; meio copo de morangos; um tomate e meio, grande; meia manga; meio pimentão vermelho ou verde.
- **QUATRO PORÇÕES DE ALIMENTOS COM CÁLCIO** Necessário para o desenvolvimento dos músculos, do coração e dos nervos.
Exemplos de porções de cálcio: um copo de 225 ml de leite desnatado; 40 g de queijo cheddar; dez figos secos; 115 g de salmão em lata com espinhas.
- **TRÊS PORÇÕES DE LEGUMES DE FOLHAS VERDES OU FRUTAS E LEGUMES AMARELOS** Para a ingestão de betacaroteno, vital para o crescimento das células.
Exemplos: uma fatia de melão cantalupo; dois damascos grandes; meia manga; um punhado de brócolis, espinafre ou couve.
- **DUAS OU MAIS PORÇÕES DE OUTRAS FRUTAS OU OUTROS LEGUMES** Para a ingestão de fibras, vitaminas e minerais.
- **CINCO PORÇÕES DE GRÃOS INTEGRAIS E FEIJÕES** Para ingestão de vitaminas B, necessárias para o desenvolvimento saudável do bebê.
Exemplos: uma fatia de pão integral; um punhado de arroz integral cozido; um punhado de feijões cozidos ou grão de bico.

Tente incluir também alimentos ricos em ferro (por exemplo, bife, abóbora, espinafre, frutas secas) todos os dias para ajudar o estoque de sangue em desenvolvimento do seu bebê, assim como o seu próprio, que está aumentando.

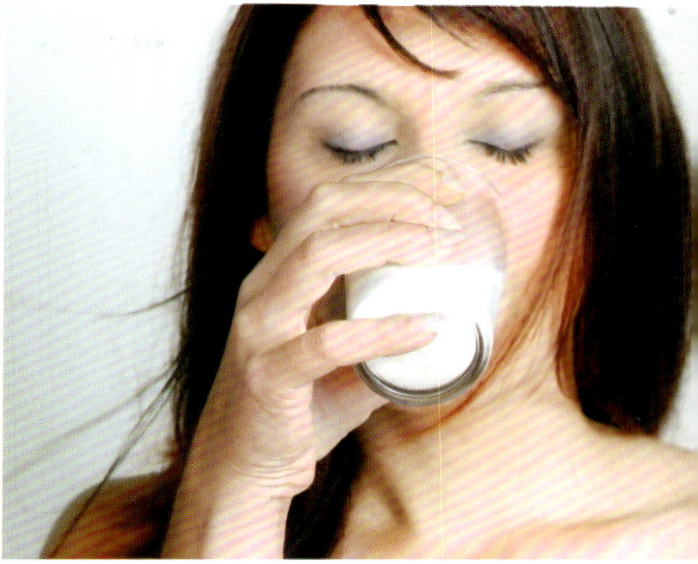

ENJOO

Se você não aguentar pensar em todos esses alimentos saudáveis porque está sofrendo de enjoo, você não está sozinha: mais de 80% das mulheres grávidas sofrem com o enjoo de alguma maneira. Ninguém sabe por que isso acontece ou por que algumas mulheres são afetadas enquanto outras não são, mas é mais provável que você passe por isso se também for do tipo que sente enjoo com movimento. Na verdade, as soluções para o enjoo de movimento também podem funcionar em para o enjoo na gravidez: sugar alguma coisa que tenha gengibre (o gengibre ajuda a comida a passar mais rapidamente pelo sistema digestivo e também reduz o estímulo à parte do cérebro que causa a náusea) ou usar uma pulseira com pressão para enjoo de movimento.

TAMBÉM AJUDA:

- Descanse o máximo possível.
- Separe as bebidas das refeições.
- Passe longe de alimentos fritos e cafeína.
- Evite cozinhar ao máximo (mostre esta página para o seu parceiro!).

Alimentos a serem evitados

Embora existam muitos alimentos que você queira evitar – simplesmente porque não gosta deles ou estão agora com um gosto mais forte do que o normal – há alguns que você realmente deve evitar, ou tratar com cuidado:

Riscos dos alimentos

LEITE E QUEIJO NÃO PASTEURIZADOS podem conter a bactéria listeria, que, embora cause apenas sintomas de gripe nos adultos, pode levar a um aborto no início da gravidez ou a um parto prematuro e ao risco de morte do bebê na metade da gravidez. A listeriose é muito rara e afeta somente uma em cada 20.000 gravidezes, e a infecção pode ser tratada com antibióticos. No entanto, é melhor evitar o risco. Consuma queijos de pasta dura, como o cheddar, o edam e o parmesão. Muçarela, feta, marscapone e queijos cremosos, queijo cottage e pastas de queijos processados também não trazem problemas, mas evite queijos de pasta mole e maturados com fungos, como o brie e o camembert, assim como os queijos de veios azuis, como os queijos azuis e o queijo de cabra (chèvre).

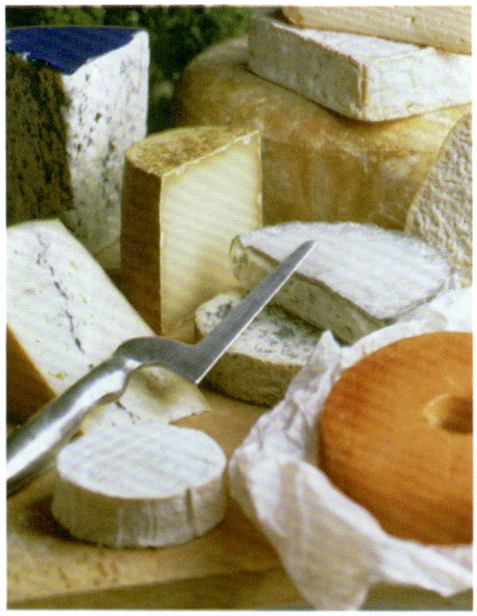

A tábua de queijos do restaurante pode ser perigosa na gravidez.

SALADAS EM EMBALAGENS devem ser lavadas novamente depois da abertura da embalagem, mesmo se vierem "prontas para servir", já que podem carregar o mesmo parasita toxoplasma encontrado na caixa de areia dos gatos e que pode causar abortos e defeitos no feto, inclusive danos ao cérebro. Também podem ter listeria ou salmonela.

CARNE MAL-PASSADA é outra possível fonte de toxoplasma, por isso, certifique-se de que ela seja completamente cozida (você deve evitar carnes mal-passadas e cordeiro pelos próximos meses).

GEMA DE OVO MOLE traz o risco de ter a bactéria salmonela e deve ser evitada "só por garantia". A salmonela pode causar vômitos sérios, diarreia, febre e desidratação e, embora seja pouco provável que seu bebê seja afetado, é melhor evitar o risco. Cozinhar mata a salmonela, portanto, cozinhe os ovos até ficarem

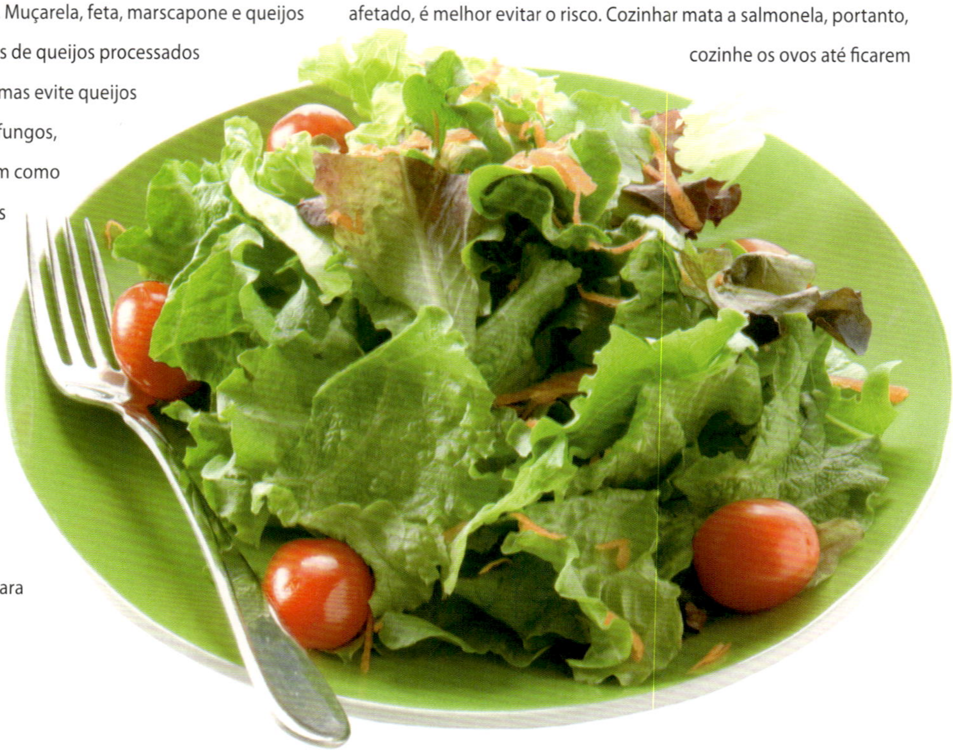

Os alimentos da salada devem ser lavados antes de serem servidos para remover bactérias.

sólidos. Para ovos cozidos, são mais ou menos sete minutos. Ovos fritos devem ser fritos dos dois lados e, se for escalfar os ovos, faça-o por cinco minutos.

MAIONESE, a menos que seja comprada pronta (que geralmente é pasteurizada e, portanto, segura), é feita com ovos crus e deve ser evitada. A maioria dos sanduíches prontos usa o tipo seguro de maionese, mas, se tiver dúvidas, verifique!

PEIXES são uma boa fonte de proteína a incluir na sua dieta de gravidez e você deve comer pelo menos duas porções por semana (inclusive uma porção de peixe oleoso, como atum fresco, cavala, salmão, sardinha, truta e arenque). Entretanto, tubarão, peixe-espada e marlim devem ser evitados porque contêm níveis altos de poluentes, como mercúrio, que pode ser ruim para o sistema nervoso do seu bebê. Basicamente, quanto mais alto um peixe estiver na cadeia alimentar, mas tóxico ele será. O atum pode ser afetado pelos mesmos poluentes, embora em um grau menor, e o consumo deve estar limitado a, no máximo, duas postas (com 140 g, cozidas) ou duas latas de tamanho médio por semana.

FÍGADO e produtos feitos com fígado, como patê, devem ser evitados enquanto você estiver grávida porque contêm níveis altos de vitamina A, que sabemos que causa doenças congênitas. O patê também pode ser portador da listeria.

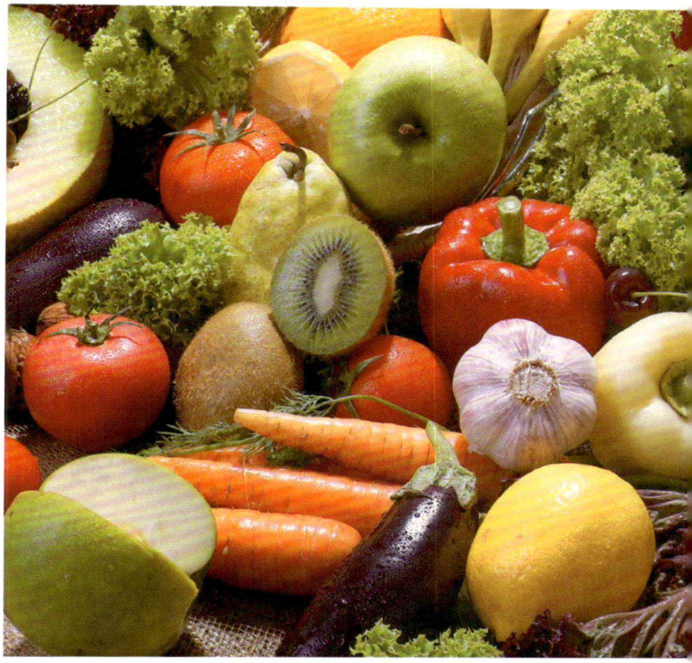

Preparar suas próprias frutas e legumes pode tomar tempo, mas é a opção mais saudável.

SUSHI pode ser consumido desde que a carne de peixe crua utilizada tenha sido congelada antes. Pode parecer estranho, mas o peixe pode às vezes conter vermes bem pequenos que podem deixá-la doente e o congelamento mata esses vermes. A maioria dos sushis comprados prontos é segura, já que têm de conter peixes congelados por pelo menos 24 horas. Porém, se estiver em dúvida, evite completamente.

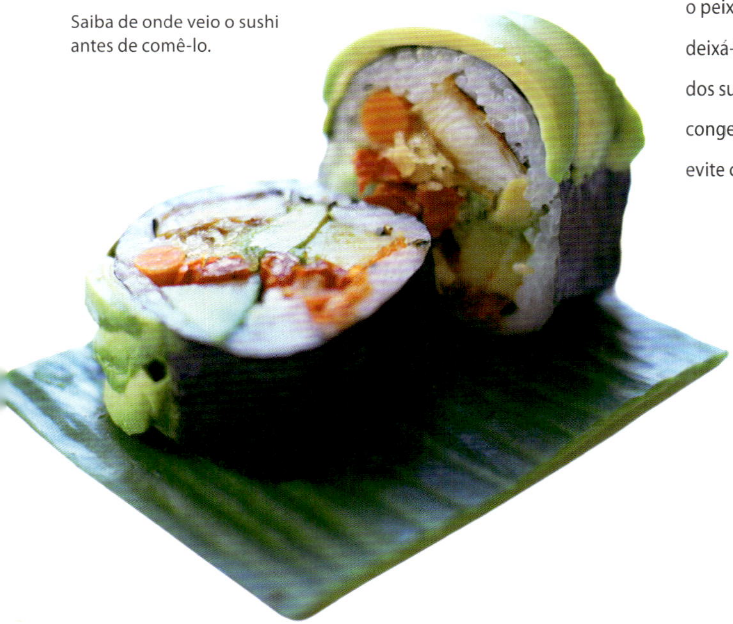

Saiba de onde veio o sushi antes de comê-lo.

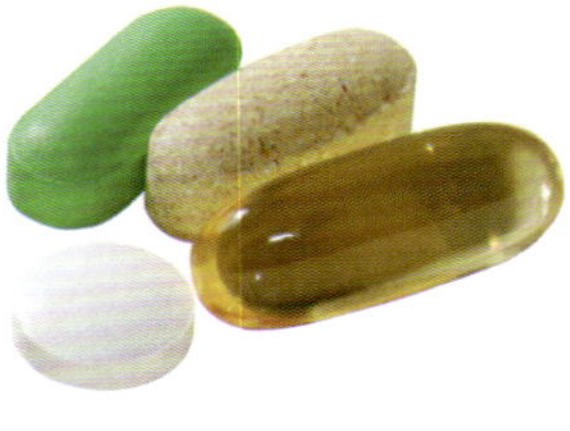

Fale com seu médico antes de tomar suplementos de vitaminas durante a gravidez.

Mantendo a forma

Podem ter aconselhado sua avó a não se exercitar durante a gravidez, mas atualmente o exercício é, em geral, considerado um benefício. Exercícios regulares ajudam a sua circulação, aumentam a resistência para o parto e fazem com que seja muito mais fácil voltar à forma depois da gravidez. No entanto, não é o momento de começar a treinar para correr uma maratona e, se você estava praticando esportes pesados, deve adaptá-los para uma rotina mais leve. Se você não pratica atividades físicas, adote uma fácil, como natação ou caminhada; bastam 30 a 60 minutos por dia. Se você está se sentindo saudável e em forma, pode ser difícil lembrar que você está em um estado mais frágil do que o normal, porém, se você sempre foi muito atlética, lembre-se de que a gravidez deixa as articulações e os ligamentos menos firmes, tornando-a muito mais suscetível a se machucar se você exagerar.

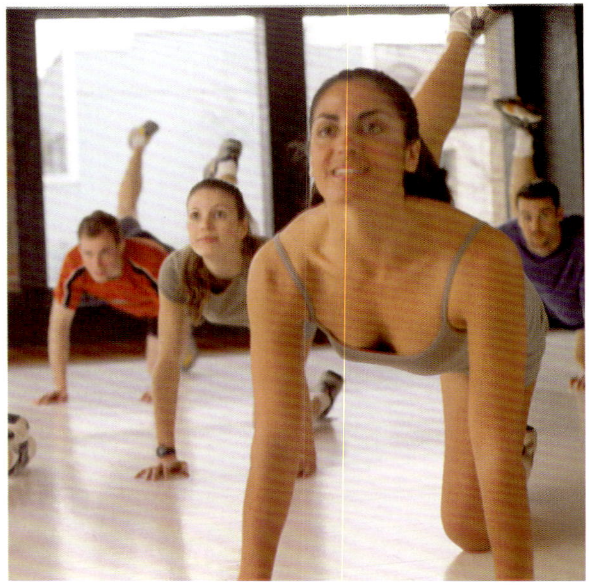

Se você participa de aulas em turma, avise seu professor de que está grávida.

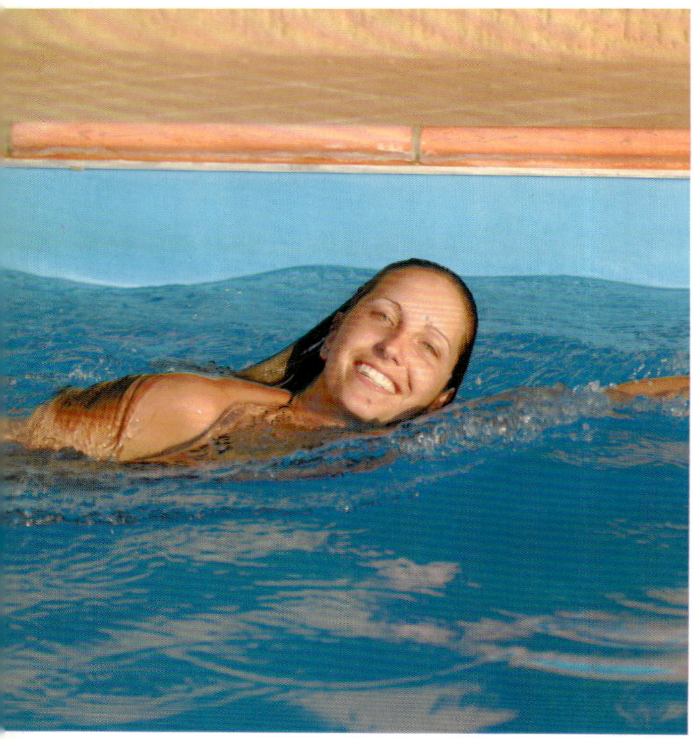

Mantendo-se ativa

- **AERÓBICA** Faça aulas de baixo impacto e não pule nem permita que sua temperatura suba demais. Tome muita água antes e depois da aula e não ultrapasse 30 minutos de atividade.
- **SQUASH** Estirar ou estender demais os músculos e ligamentos é um risco, e você não deve pular.
- **CICLISMO** Desde que você não caia, é um exercício seguro; mas, lembre-se, conforme sua barriga crescer, você terá mais peso na frente e poderá perder o equilíbrio.
- **GOLFE** Andar pelo percurso normal de nove buracos (4 km) é um bom exercício, se for feito com um ritmo leve, mas cuidado para não torcer demais os joelhos e a pélvis.

A natação é um exercício seguro e que dá suporte à sua barriga em crescimento. Ele a manterá em forma durante a gravidez.

EXERCÍCIOS PARA O PAVIMENTO PÉLVICO

Se "pavimento pélvico" soa como um revestimento para pisos, bem-vinda ao novo mundo da maternidade, no qual você será apresentada a essa parte até então ignorada do seu corpo. O pavimento pélvico é a amarra de músculos que ajuda a manter os órgãos pélvicos no lugar, e os exercícios para o pavimento pélvico serão importantes para o resto da sua vida. Sem eles, esses músculos ficarão soltos, tornando a relação sexual menos agradável e colocando-a em risco de incontinência por estresse. Durante a gravidez, o aumento do hormônio progesterona deixa os tecidos menos firmes e mais elásticos. Como o pavimento pélvico também fica menos firme, e está sob a pressão extra do peso do seu bebê, este é um bom momento para começar a fortalecê-lo. Deite-se com os joelhos dobrados para cima e os pés no chão. Aperte a vagina, a uretra e o ânus, um contra os outros. Agora, pense nessas três áreas apertadas como uma ponte levadiça e tente erguê-la dentro de você. Segure-as, respirando com calma e, depois, deixe-as descerem, quebrando o processo em quantas etapas conseguir. Quando tiver pleno controle desse exercício, você poderá realizá-lo em qualquer lugar – até mesmo em pé na fila do supermercado – e ninguém saberá o que você está fazendo.

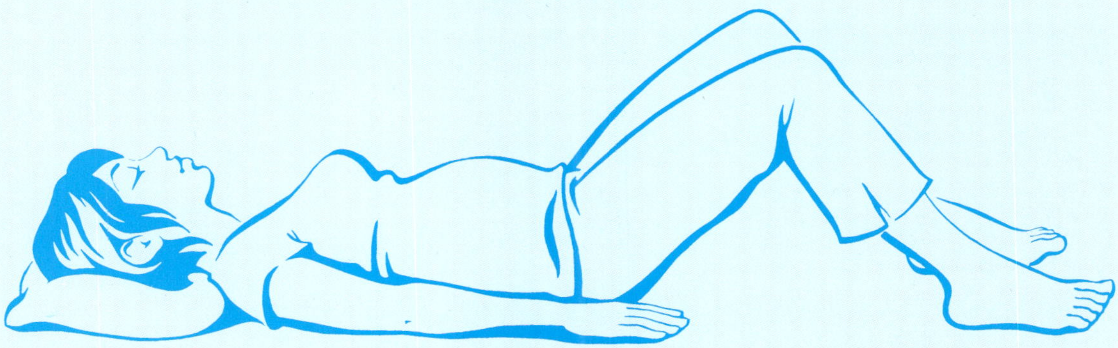

Um pavimento pélvico forte é essencial, mesmo se você estiver planejando uma cesariana.

NATAÇÃO é um ótimo exercício durante a gravidez, já que o peso do seu corpo é suportado pela água.

CORRIDA Se você já corre, continue, mas peça orientações a um instrutor ou fisioterapeuta para adaptar o seu ritmo e evitar que o corpo fique chacoalhando.

TÊNIS pode ser praticado no primeiro trimestre, mas, depois disso, pratique apenas os arremessos e não fique correndo de um lado para o outro.

ESQUI O momento mais seguro para esquiar é no segundo trimestre (12 a 24 semanas), mas tente não levar quedas graves e evite altas velocidades e pistas lotadas. Com a gravidez mais avançada, torna-se fisicamente difícil esquiar, além de potencialmente perigoso, pois pode induzir um parto prematuro.

EQUITAÇÃO É recomendado evitar atividades com risco de quedas graves, por isso, não importa o quão profissional você seja, andar a cavalo está proibido durante a gestação.

CAMINHADA é um excelente exercício aeróbico de baixo impacto. Mesmo se você detestar todas as outras formas de exercícios, tente caminhar de 30 a 60 minutos todos os dias. Além de mantê-la em forma, caminhar é muito estimulante e energizante, bom para a mente tanto quanto para o corpo.

Ioga para a gravidez

Além de ser muito relaxante, ajudá-la a desligar o estresse e acalmar seu corpo para o sono de que precisa durante a gestação (e que, às vezes, pode escapar de maneira frustrante), a ioga é uma forma excelente de manter sua flexibilidade e prepará-la para o parto. Também é uma ótima forma de conhecer outras futuras mães se você participar de uma aula especial para gestantes. Se você já frequenta uma aula de ioga em turma, e quer continuar, é importante avisar seu instrutor de que está grávida, para que ele possa adaptar determinadas posturas e adequá-las a você.

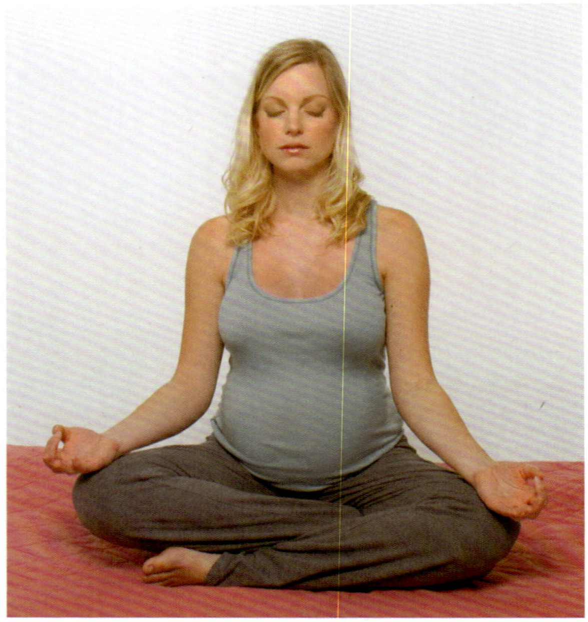

A ioga é um regime de exercícios contemplativos, bom para a mente assim como para o corpo.

Posturas para a gravidez

Mesmo que você nunca tenha praticado ioga antes, existem algumas posturas simples que são muito benéficas durante a gravidez.

CADÁVER

Ótima para o início da gravidez, esta postura extremamente relaxante, como o nome sugere, é feita deitando-se de costas no chão. Mantenha o corpo em linha reta, com os braços ao seu lado (as palmas das mãos para cima), as pernas soltas a partir dos quadris e os pés caídos levemente para os lados. Use esta postura para praticar a respiração profunda, inspirando e expirando enquanto conta até quatro e, quando essa contagem estiver confortável, até seis e, por fim, até oito. Depois, diminua novamente para seis e para quatro.

Enquanto inspira, sinta seu diafragma abaixar. Ao expirar, ele irá relaxar e subir. Esse exercício leve é usado para criar mais espaço no abdômen e fará com que os estágios finais da gravidez sejam mais confortáveis. Após 30 semanas de gestação, no entanto, o peso do bebê pode fazer uma pressão desconfortável nos nervos e vasos sanguíneos, causando dor e tontura. A partir desse momento, em vez de se deitar de costas (mesmo na cama), é melhor deitar de lado, com uma almofada ou travesseiro entre os joelhos.

A postura do cadáver é ideal para praticar a respiração profunda e criará mais espaço no abdômen.

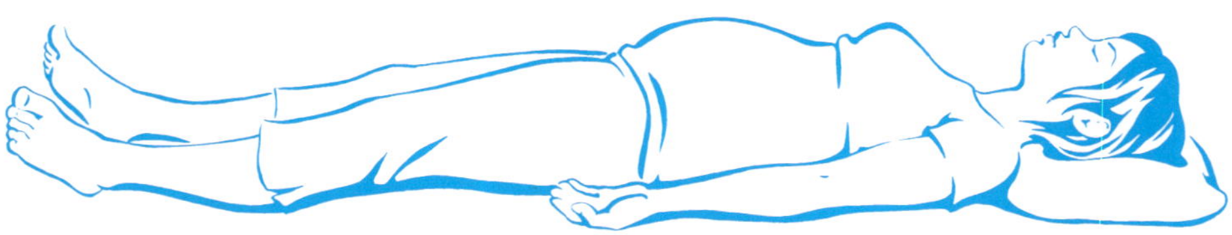

BESOURO VIRADO

Algumas mulheres são tão tensas que, quando começam a relaxar, por meio da respiração da ioga, podem se sentir bastante tontas. Se isso acontecer com você, experimente esta postura, mas apenas até a 30ª semana, já que é necessário deitar de costas.

Deite de costas com a coluna alongada e o queixo retraído. Dobre os joelhos e coloque uma mão em cada joelho. Sinta a coluna em contato com o chão e pressione o cóccix, a cintura e o pescoço contra o chão. Agora, segurando levemente os joelhos, gire-os em pequenos círculos com suas mãos, relaxando os quadris e a parte inferior da coluna. É uma posição muito relaxante, ideal para o início da gravidez (até 14 semanas). Preste atenção no ritmo natural da sua respiração, até você estar pronta para se sentar novamente.

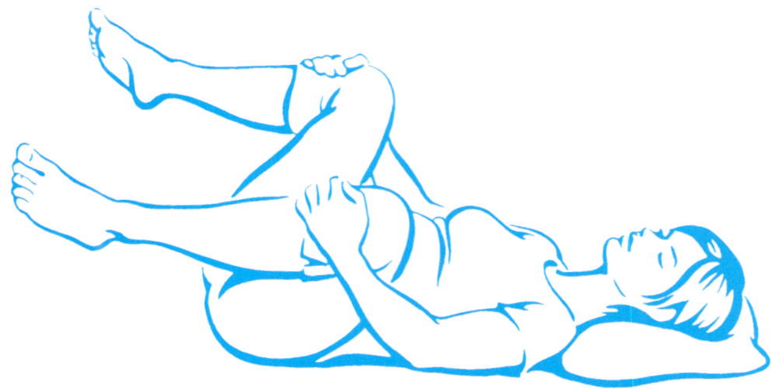

Deitar como um besouro de costas irá interromper a tontura e é uma posição ideal para o início da gravidez.

PERNAS NA PAREDE

Esta postura também é muito relaxante, porém, mais uma vez, inadequada depois da 30ª semana. Comece sentando-se ao lado de uma parede. Deite-se e gire a parte inferior do corpo até que suas pernas fiquem levantadas e apoiadas na parede, sem espaço entre as nádegas e a parede e com as costas em um ângulo reto em relação às pernas. Coloque uma almofada sob a cabeça se for mais confortável e coloque as mãos sob a cabeça, já na parte final dela, mas não sob o pescoço. A posição abre o seu peito (facilitando a respiração), relaxa pernas cansadas e alonga as costas. Se preferir, pode deixar as pernas caírem suavemente para os lados. Para sair desta postura, gire seu corpo para ficar ao lado da parede de novo, enquanto baixa as pernas.

Sustente esta postura somente enquanto estiver confortável; pode ser apenas cerca de um minuto para começar.

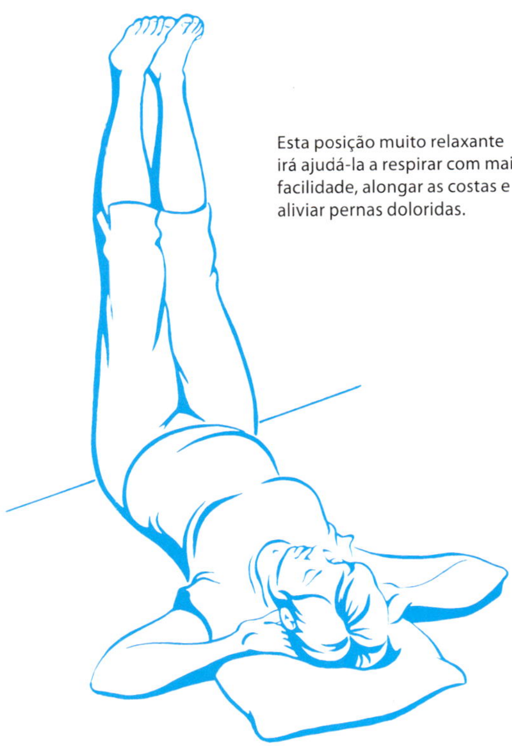

Esta posição muito relaxante irá ajudá-la a respirar com mais facilidade, alongar as costas e aliviar pernas doloridas.

Semanas 1 a 12: Seu bebê em crescimento

Muito do que fará do seu bebê a pessoa que ele será é determinado no primeiro dia da sua gestação. No momento da concepção, o esperma e o óvulo se unem para criar uma única célula, chamada zigoto, que contém as informações genéticas que determinarão o sexo, o cabelo, a cor dos olhos e até aspectos da personalidade e da inteligência do seu filho. Até a vulnerabilidade a determinadas doenças e talentos especiais são pré-determinados neste crucial primeiro dia.

Quatro semanas depois, olhos e orelhas estão começando a se formar e a cabeça e a "cauda" do bebê estão presentes.

Entre a sexta e a oitava semana, o bebê é do tamanho de um feijão, os traços faciais estão se formando e os ossos estão em desenvolvimento. O canal vertebral já se fechou ao redor da medula espinhal, ajudado pela presença de ácido fólico na sua dieta; o motivo de, hoje em dia, dizerem que devemos ingerir esse importante mineral antes e depois da concepção é reduzir o risco de defeitos no tubo neural, como a espinha bífida.

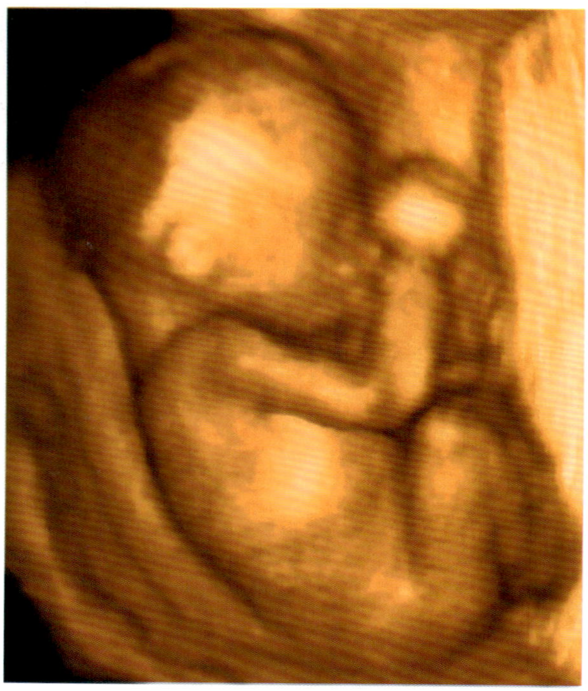

Um ultrassom em três dimensões – um avanço recente ainda não disponível em todos os lugares – dá uma imagem extremamente detalhada do seu bebê

Os batimentos cardíacos podem ser detectados na décima semana. Nesse estágio, com o coração já totalmente formado, o embrião é chamado de feto e tem uma aparência humana, com olhos, pálpebras e orelhas.

Na 12ª semana, o final do primeiro trimestre, o feto pode produzir urina e o sexo pode ser identificado. Seu bebê já tem até 32 germes dentários permanentes!

O exame de ultrassom

O ultrassom tem sido largamente utilizado há quase 40 anos. Esse exame produz imagens em duas ou três dimensões do bebê em desenvolvimento, usando ondas de som de alta frequência. Um ultrassom de verificação será provavelmente recomendado em torno da 17ª até a 20ª semana, para detectar possíveis anomalias.

O procedimento do ultrassom é completamente indolor. Um dispositivo chamado transdutor é colocado no abdômen e envia ondas de som que rebatem nos tecidos do bebê e são transformadas em uma imagem aproximada dele. A maior vantagem do exame é que ele assegura que o bebê tem um batimento cardíaco saudável e tem a idade que você já havia calculado. E, se você quiser saber se deve escolher um nome para menino ou para menina, geralmente pode descobrir o sexo do bebê durante o ultrassom.

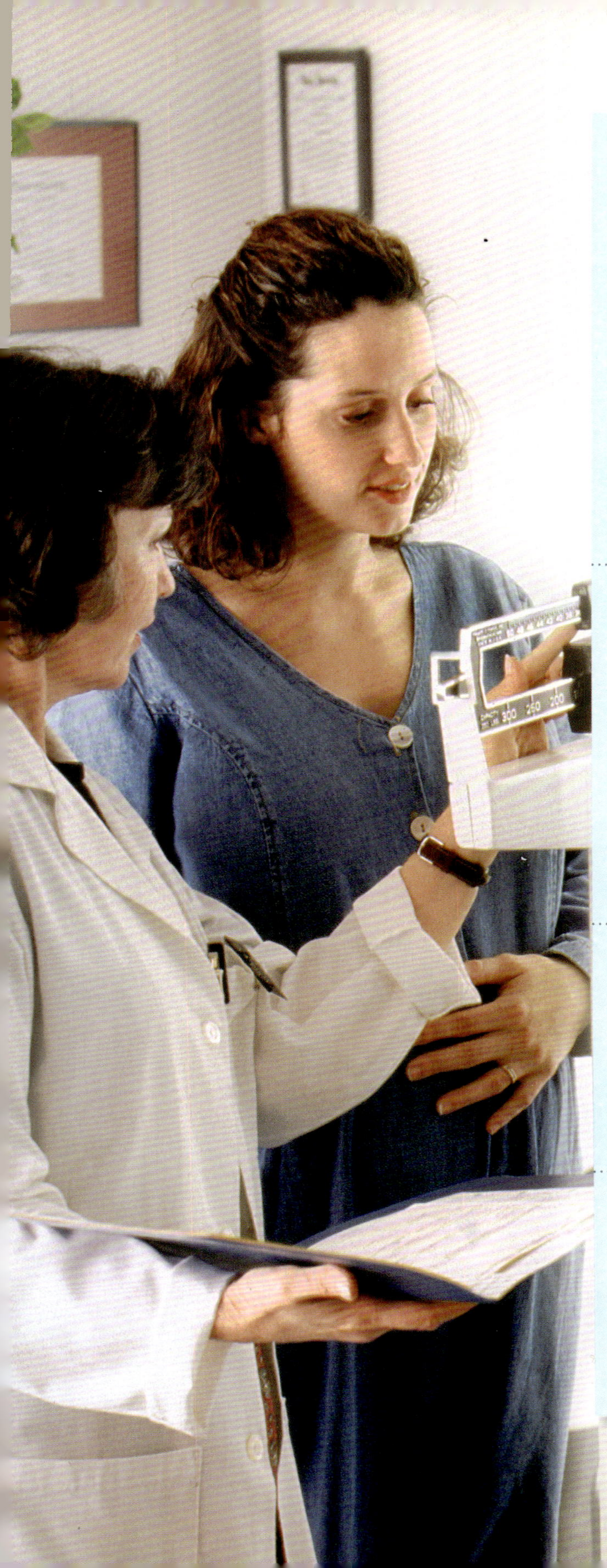

EXAMES PRÉ-NATAIS

Perto do final do primeiro trimestre, você pode ser aconselhada a fazer a verificação do primeiro trimestre, que combina os resultados de três exames para verificar doenças genéticas como a Síndrome de Down.

❧ Teste de AFP (alfafetoproteína), a partir de 11 semanas, é um exame de sangue que mede a proteína AFP produzida por todos os bebês no útero. Níveis baixos podem significar que o bebê tem um risco maior de apresentar a Síndrome de Down, enquanto níveis altos podem indicar um risco de espinha bífida.

❧ A Síndrome de Down é a maior causa de dificuldades de aprendizado e traz uma série de problemas de saúde também. A maioria deles são pequenos – narizes que escorrem, dores nos ouvidos e olhos grudentos (todos tratáveis) – embora até uma em cada cinco crianças possa ter o que é conhecido como defeito do septo atrioventricular do coração, o que pode prejudicar a circulação. Dito isso, a maioria das pessoas com a Síndrome de Down atualmente têm vidas longas e felizes, muitas permanecendo saudáveis até os setenta anos.

❧ Exame de translucência nucal, entre a 11ª e a 14ª semana, mede de maneira segura a dobra de pele atrás do pescoço do bebê, que, combinada à sua idade, é usada para estimar a probabilidade de Síndrome de Down. Geralmente, é combinado a exames de sangue para aumentar as chances de um resultado preciso e, assim, identifica a maioria dos bebês com a síndrome.

❧ Biópsia de vilo coriônico, a partir da 11ª semana, é feita com uma agulha, passada pelo abdômen (guiada por ultrassom) e uma pequena amostra da placenta é recolhida para análise. Há um risco de 1% de aborto espontâneo por causa deste exame.

Semanas 1 a 12: seu corpo

Provavelmente, você ficará muito atenta ao seu corpo neste primeiro trimestre, e está certa. Sua cintura está aumentando (será ainda mais fácil notar se você for muito magra e tiver pouco excesso de carne para esconder o crescimento) e muitas outras mudanças servem como lembretes constantes de que você está grávida.

Se o enjoo não for um problema para você, o seu apetite deve aumentar; não lute contra ele, mas seja sensata ao comer! Um certo ganho de peso é normal no primeiro trimestre, mas não é obrigatório e é possível ganhar muito peso cedo demais. Se você tiver ganhado mais de 1,7 kg até o segundo mês, preste atenção na sua dieta e corte itens como batatas fritas, salgadinhos, bolos e doces. O desejo por comida pode fazer isso parecer impossível (com frequência, você terá vontade daquilo que deve evitar), mas uma dieta balanceada, com muitos grãos integrais e grãos de leguminosas, pode ajudar.

Lidando com a digestão

Um problema completamente diferente, comum no primeiro trimestre, é a prisão de ventre. A eliminação é mais lenta agora que os músculos ao redor do intestino estão começando a relaxar e a pressão do seu ventre em crescimento também inibe a atividade normal do intestino. Comer muitas frutas e legumes, lavados com os oito a 10 copos de água recomendados, todos os dias, ajudará a manter o processo digestivo e evitar a prisão de ventre. Caminhadas e natação também podem ajudar.

Como os hormônios estão relaxando o trato gastrointestinal, outro problema que pode surgir é a indigestão, que pode levá-la a ficar inchada e parecer que está em um estágio muito mais avançado da gravidez do que o real. Embora seja desagradável para você, saiba que a desaceleração dos processos digestivos permite uma absorção melhor dos nutrientes para a corrente sanguínea e a placenta, o que alimenta seu bebê.

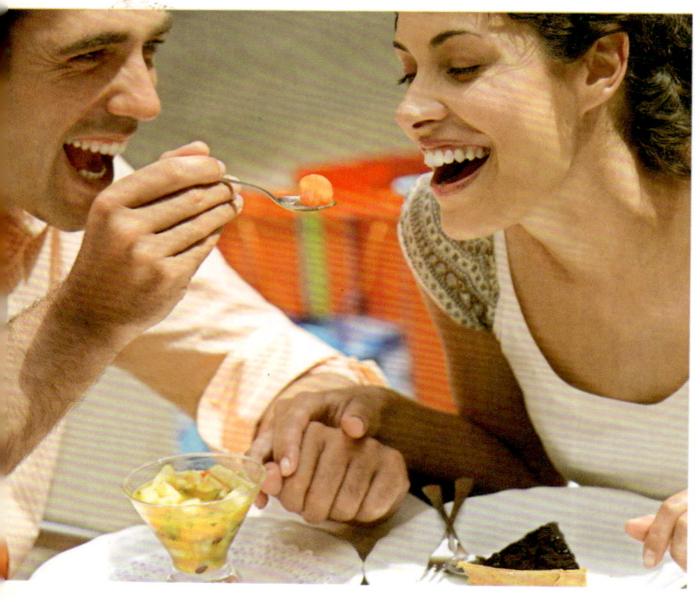

Celebre as mudanças do seu corpo, mas lembre-se de comer sensatamente para não engordar muito.

EVITANDO A AZIA E A INDIGESTÃO

- Use roupas largas para que seu estômago não fique apertado.
- Coma seis refeições pequenas por dia em vez de três grandes.
- Coma devagar, coloque pouca comida na boca por vez e mastigue completamente.
- Evite alimentos fritos e gordurosos e bebidas com gás.
- Durma com um travesseiro a mais sob a cabeça.
- Abaixe dobrando os joelhos em vez da cintura; é um bom hábito de qualquer forma, agora que você está grávida.

POR QUE NÃO CONSIGO DORMIR?

Uma das frustrantes ironias do início da gravidez, apesar do aumento da fadiga durante o dia, é você não conseguir dormir à noite! Se isso acontece com você, tente o seguinte:

- Alimente-se mais cedo no final do dia para não ir dormir sentindo-se pesada, mas, se tiver fome antes de se deitar, tome um lanche que induza o sono, como uma banana, para que a fome não a mantenha acordada.
- Crie uma rotina para a hora de dormir com um ritmo tranquilo após o jantar e um banho relaxante antes de se deitar. Tente ir para a cama no mesmo horário todo dia.
- Não leve o trabalho para a cama com você, seus pensamentos ficarão acelerados e não a deixarão dormir.
- Ingira uma porção suficiente de alimentos ricos em ferro. A falta de ferro pode dificultar o sono.
- Evite a cafeína, ela é uma clássica culpada por uma noite mal dormida.

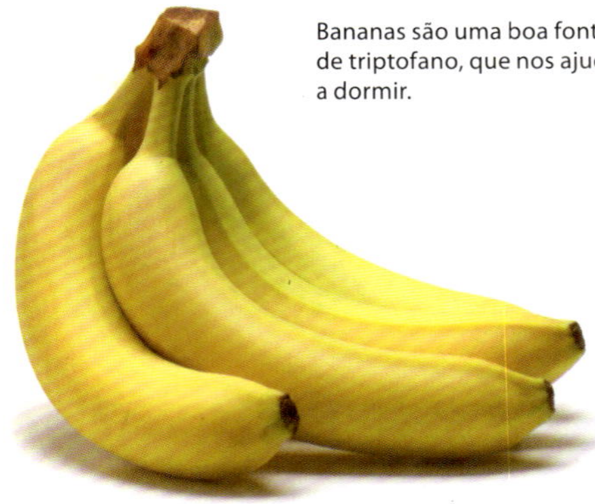

Bananas são uma boa fonte de triptofano, que nos ajuda a dormir.

Suas emoções

Irritabilidade, irracionalidade, choro e alteração de humor são normais em mulheres grávidas, principalmente nos primeiros estágios e para quem normalmente sofre com TPM. Uma certa ambivalência em relação à gravidez também é bastante comum, por mais estranho que pareça quando o bebê é planejado e esperado por muito tempo. As regras normais – ser sensata ao comer, fazer exercícios regularmente e descansar o bastante – aplicam-se a alterações de humor também e irão ajudá-la a entender seus sentimentos. Porém, procure seu médico se for difícil lidar com a situação. É importante buscar toda a ajuda possível agora, para que você esteja equilibrada para cuidar de si mesma e do seu bebê em desenvolvimento.

COMO SEU BEBÊ CRESCE

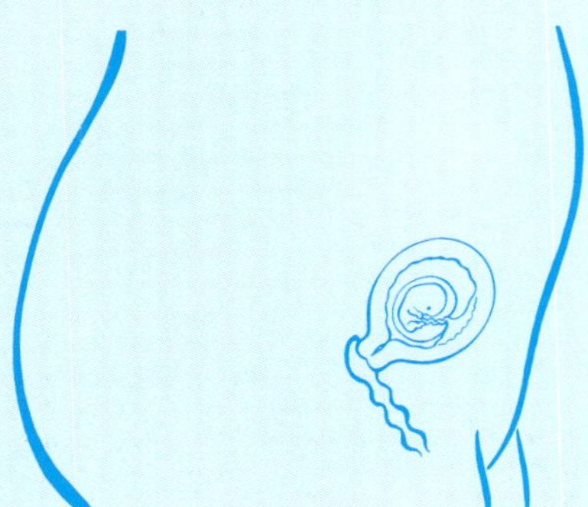

6 semanas

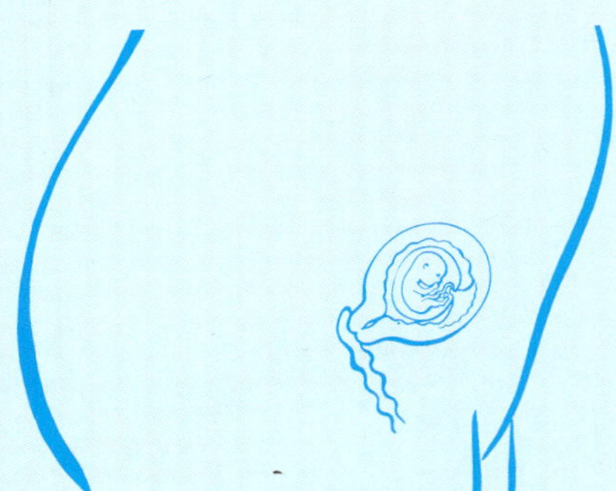

12 semanas

Meu primeiro trimestre

Sentimentos

Minha aparência

Datas importantes

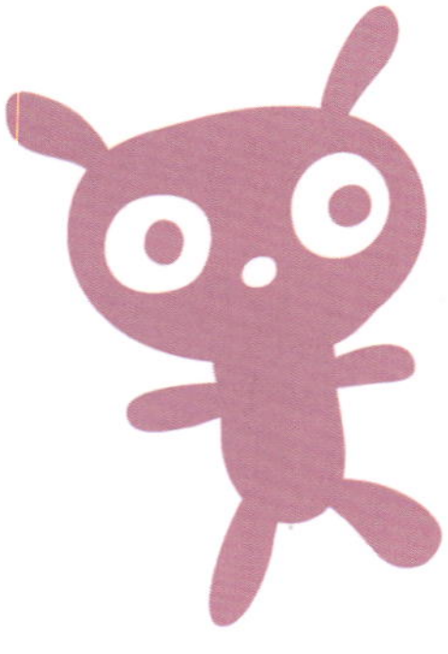

Meu primeiro trimestre

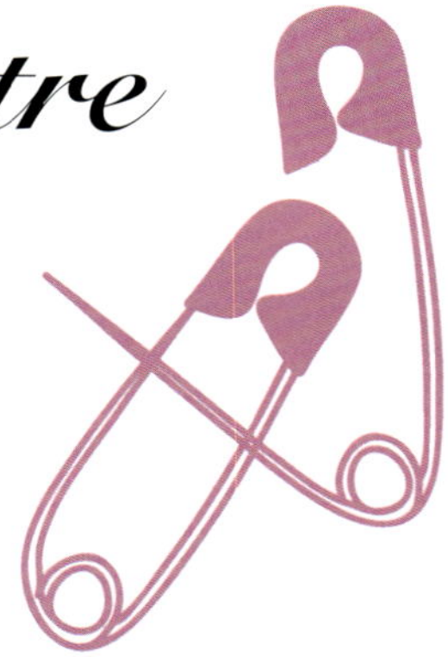

Perguntas para fazer ao médico

Estou feliz com

Estou preocupada com

Semanas 13 a 28: seu bebê em desenvolvimento

Seu bebê inicia este trimestre tendo o tamanho do seu punho, mas, nas primeiras quatro semanas, ele irá crescer mais do que em qualquer outro momento dentro do útero, chegará a 14 cm e pesará 200 g. Ele já é muito ativo (embora você não possa senti-lo ainda), seu sistema nervoso está funcionando e ele pode sugar seu polegar e engolir. Ele ouve sons ecoando pelo líquido amniótico e reage a eles. O batimento cardíaco dele deve ser forte e duas vezes mais rápido do que o seu!

Ele está crescendo com tanta rapidez que sua cabeça e seu corpo estão mais proporcionais e ele não parece ser tão mais pesado na cabeça do que no restante do corpo. Conforme o trimestre avança, seu rosto parece mais humano e seus cabelos, sobrancelhas e cílios começam a crescer, assim como as unhas. Se você conseguisse enxergar dentro do ventre, veria que ele é vermelho e enrugadinho e seus ossos e vasos sanguíneos seriam visíveis porque ele ainda não tem uma camada de gordura sob a pele para escondê-los. Seus olhos ficam fechados até a 26ª semana, mas o estágio REM do sono, associado aos sonhos, está começando. Na verdade, a partir da 20ª semana, o bebê tem seu próprio ciclo de acordar e dormir, que não corresponde necessariamente ao seu. Seu bebê já pode dedilhar o cordão umbilical... E, se ele tiver soluço, você com certeza saberá!

Entre 25 e 28 semanas, o corpo dele se fortalece e o cérebro também se desenvolve bem. No final do trimestre, ele tem cerca de 26,5 cm e pesa em torno de 1,3 kg. É reconfortante saber que, de agora em diante, seu bebê terá uma boa chance de sobreviver se nascer prematuro.

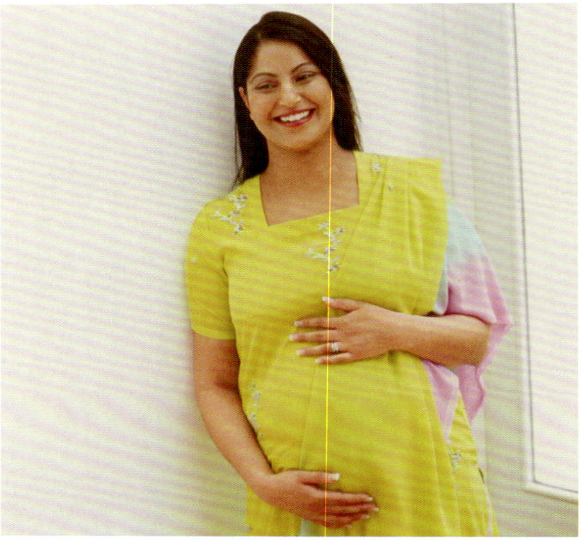

Você irá adorar sentir o bebê se mexer (o chamado "quickening", quando acontece pela primeira vez) e seu bebê irá conhecer seu toque também.

INÍCIO DO SEGUNDO TRIMESTRE

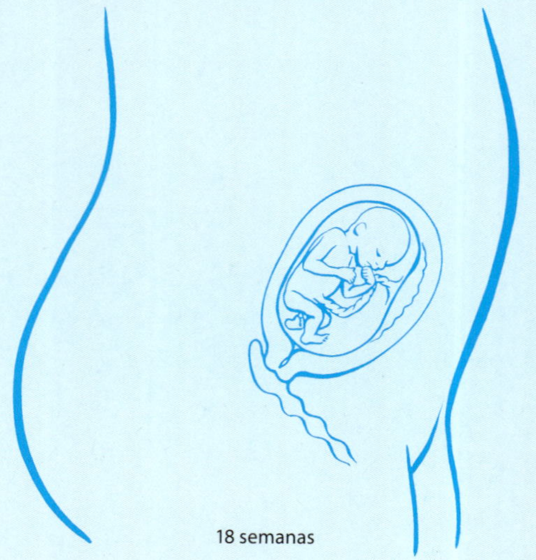

PRIMEIROS MOVIMENTOS

Você vai sentir seu bebê se mexer pela primeira vez possivelmente em torno da 16ª ou 17ª semana e, se você já teve um bebê antes, você irá reconhecer essa agitação mais cedo e saberá que vem do seu bebê, não do seu estômago! Por outro lado, se você já estiver bem amortecida, talvez tenha de esperar por movimentos mais vigorosos, mais tarde, para serem registrados na sua escala Richter interna. No início, pode parecer uma borboleta flutuando dentro de você, mais tarde, os movimentos parecerão torções, rotações e chutes!

O melhor momento para entrar em sintonia com os movimentos do seu bebê é quando você se deita em silêncio após um lanche ou refeição, à noite. Se você ficar preocupada – talvez porque seu bebê era muito ativo, mas está quieto há 24 horas – ligue para o médico ou parteira imediatamente.

FINAL DO SEGUNDO TRIMESTRE

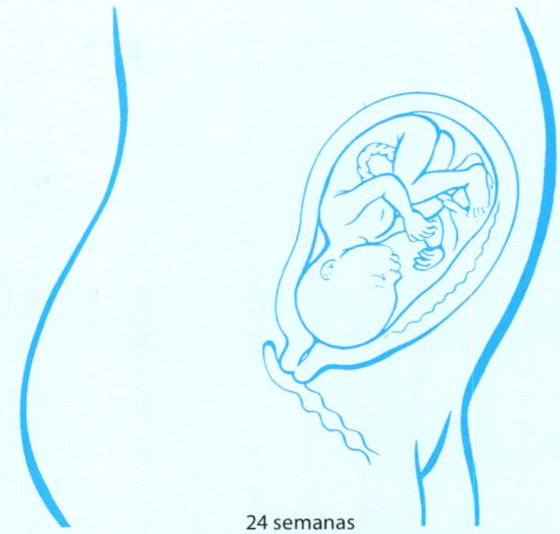

24 semanas

O ultrassom é um dos eventos mais emocionantes para os futuros pais no diário da gravidez.

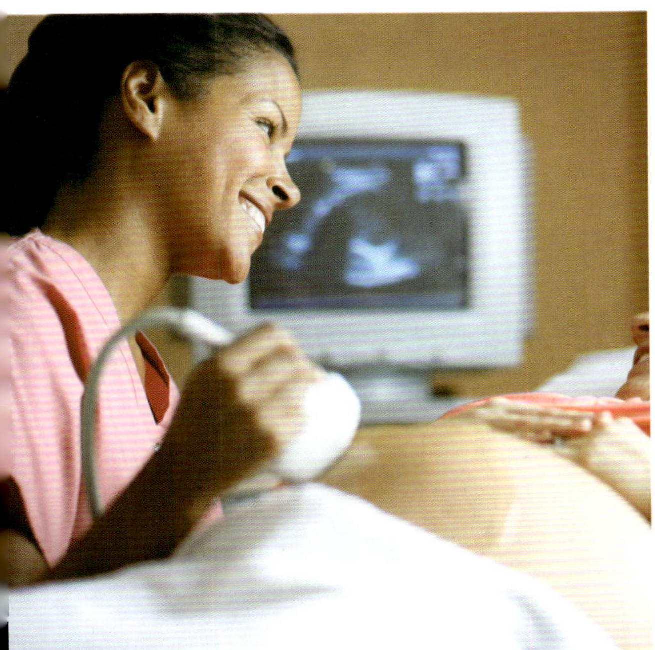

Exames neste trimestre

Assim como o emocionante ultrassom entre a 18ª e 20ª semana, quando você vê seu bebê pela primeira vez e ouve os batimentos do coração dele fortes e claros, haverá muitos outros exames de verificação a partir da semana 16; novamente, a maioria para identificar ou descartar a Síndrome de Down. Pergunte ao seu médico ou parteira quais são os exames disponíveis, mas o exames típicos incluem exames de sangue como o teste quádruplo (que verifica a AFP junto com dois hormônios, o estriol e a gonadotrofina coriônica humana) e um exame de soro que verifica níveis de uma substância chamada inibina A.

A amniocentese detecta com precisão a Síndrome de Down e algumas outras anomalias nos cromossomos (mas não todas, que chegam a mais de 400). Ela também pode detectar o sexo do bebê, mas não é usada para isso a menos que o sexo do bebê ajude a prever um problema como a distrofia muscular. O maior risco da amniocentese, que se trata de tirar fluido do entorno do bebê com uma seringa, é que ele pode causar traumas no bebê, na placenta ou no cordão umbilical. Há também o pequeno risco (0,5% a 3%) de aborto como resultado dela.

Semanas 13 a 28: seu corpo

A melhor notícia do segundo trimestre é que, nesta época, as mulheres ganham a famosa explosão de energia, portanto, aproveite ao máximo. Talvez você esteja finalmente sentindo que está começando a "florescer"! Muitas mulheres esperam até este momento para contar aos amigos e parentes que estão grávidas e pode ser que só agora – depois de ouvir o coração do seu bebê no ultrassom e ver sua barriga crescendo – você se dê conta dessa realidade também. É provável que você fique mais desastrada devido a uma combinação de fatores: articulações menos firmes, retenção de líquidos e falta de concentração, tudo parte da gravidez. A falta de concentração (culpa dos seus hormônios!) também pode deixá-la mais esquecida e pode parecer que você está perdendo células do cérebro. Reconhecer que isso é normal deve ajudá-la a passar por esta que é, no final das contas, uma fase temporária. Porém, diminua o transtorno na sua vida e reduza o estresse criando o hábito de escrever "listas de afazeres" para você mesma e riscando as tarefas ao concluí-las.

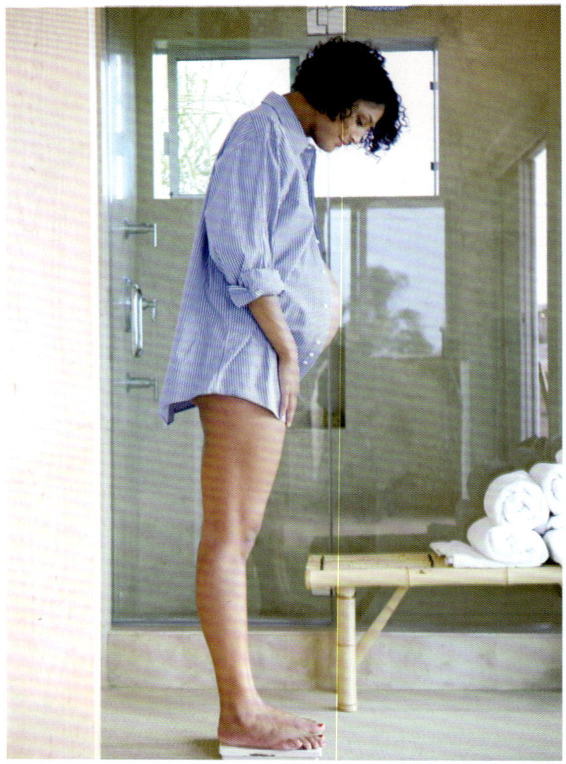

Aprenda o que é normal para você e para o seu corpo e tente não se sentir pressionada pelas experiências das suas amigas.

O que mais você pode observar

ALTERAÇÕES NA PELE, causadas pelos hormônios da gravidez, inclusive um escurecimento da pele conhecido como cloasma, ou a "máscara da gravidez"; uma linha escura na barriga (linea nigra) e hiperpigmentação (escurecimento da pele) em áreas de muito atrito, como a parte interna das coxas. Erupções da pele provocadas pelo calor podem aparecer por causa do aumento na transpiração das glândulas écrinas (do tipo que cobre todo o corpo), mas a boa notícia é que você terá menos cheiro no corpo, já que a transpiração das glândulas apócrinas (do tipo que fica nas axilas e na área genital) diminui na gravidez.

DOR NAS COSTAS é um efeito colateral da diminuição da firmeza das articulações e será aumentada por uma má postura. Uma boa maneira de colocar seu corpo na posição correta, de pé, é imaginar que você tem uma tigela de água sobre os quadris e não pode derramar. Sentada em uma escrivaninha, certifique-se de que a superfície de trabalho está na altura correta, para que você não precise se inclinar para frente. Você deve conseguir sentar com os pés apoiados no chão, um pouco separados, e os joelhos devem estar mais baixos que os quadris. Uma almofada em cunha na sua cadeira pode ajudar a empurrar sua coluna para a posição correta, para que você não afunde sobre a pélvis.

DORES NA PARTE BAIXA DO ABDÔMEN, causadas pelo alongamento de músculos e ligamentos que apoiam o útero, são normais e podem ser agudas ou parecidas com uma cólica, principalmente quando você se levanta depois de ficar sentada ou deitada, ou quando você tosse. Avise sua parteira, mas não se preocupe demais.

Dor persistente na parte superior do abdômen, logo abaixo das costelas, pode indicar pré-eclâmpsia, que é muito perigosa para você e seu bebê, por isso, deve ser relatada ao médico imediatamente.

CÃIBRA NAS PERNAS pode tirá-la da cama no meio da noite e as possíveis causas são o excesso de fósforo e a falta de cálcio no sangue. Você pode ter de diminuir o consumo de carne e de leite (fontes de fósforo) e encontrar outras fontes de cálcio, como, por exemplo, amêndoas. Discuta o problema e as alterações na dieta com o médico ou a parteira. Se você sofrer com cãibras, tente alongar a perna e flexionar lentamente os dedos do pé e o tornozelo na direção do seu nariz. Se não conseguir se livrar da dor, procure o médico. Dor constante na panturrilha pode ser um sinal de trombose, que precisa de tratamento médico urgente.

QUANTO DEVO ENGORDAR?

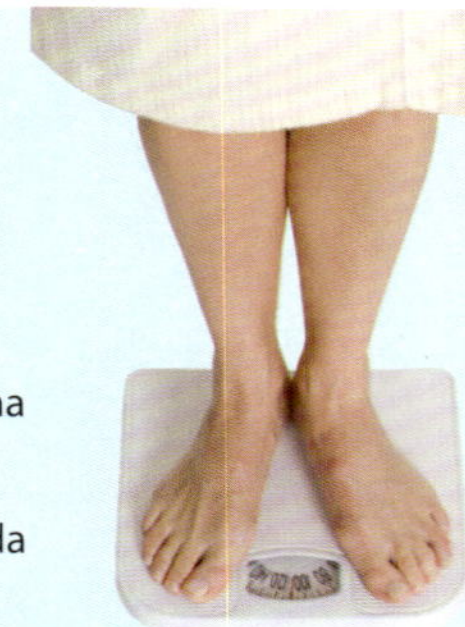

O ganho de peso normal na gravidez fica entre 11,3 kg e 16 kg, incluindo o peso do bebê, da placenta, do líquido amniótico e as mudanças no seu próprio corpo. Se você começar a gravidez abaixo do peso, deve ganhar 16 kg ou mais. Se você estiver acima do peso, tente ganhar menos de 11,3 kg.

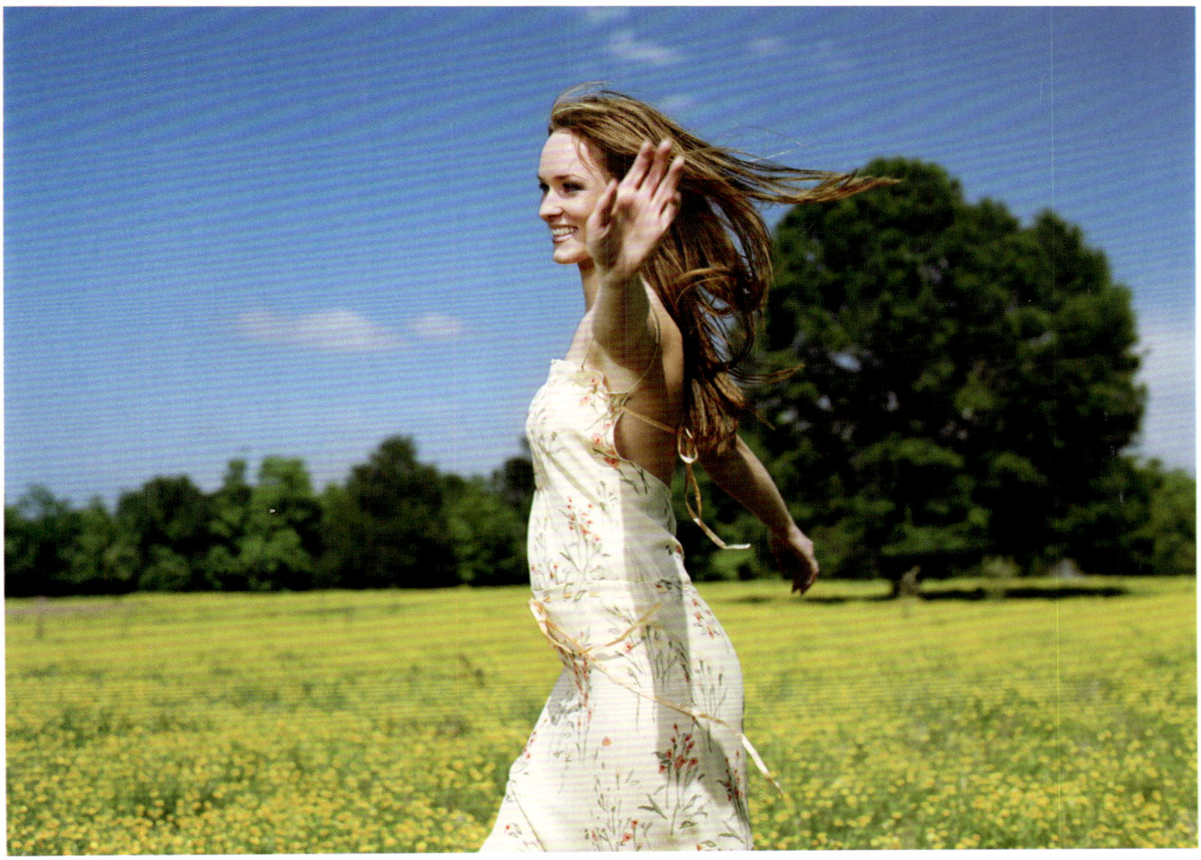

Para muitas mulheres, ficar grávida lhes dá mais confiança no seu corpo, além do clássico brilho.

Meu segundo trimestre

Como estou me sentido

A primeira vez que senti meu bebê chutar

Assuntos do bebê que estamos discutindo

Datas importantes

Meu segundo trimestre

O que perguntar ao médico

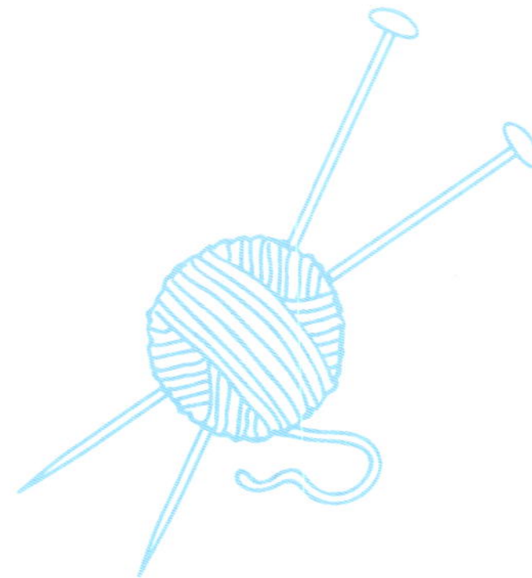

Estou feliz com

Estou preocupada com

Semanas 29 a 40: seu bebê em desenvolvimento

O último trimestre geralmente parece o mais longo, é como a etapa final de uma jornada a um destino novo. É provável que você esteja animada, apreensiva e ache difícil imaginar a chegada... ou, neste caso, a chegada do bebê!

No início deste terceiro trimestre, seu bebê está totalmente formado, mas está ficando maior e mais forte, pronto para o nascimento. Com 30 semanas, um bebê geralmente tem 40 cm da cabeça ao bumbum e, com 32 semanas, é provável que esteja virado de cabeça para baixo, pronto para nascer. Ele ainda está crescendo com rapidez, ganhando cerca de 280 g por semana. Seus pulmões estão secretando o surfactante, que os mantêm expandidos, prontos para respirar quando seu filho nascer. Sua cabeça está crescendo mais rápido do que o restante do corpo, para acompanhar o crescimento do cérebro, e a pele, que era bastante enrugada antes, está mais macia. Tanto o vérnix (um revestimento ceroso de proteção) e o lanugo (pêlo macio) estão começando a desaparecer.

A atividade do bebê está sofrendo mudanças também, ficando mais organizada e consistente, com períodos bem definidos de descanso e atividade.

INÍCIO DO TERCEIRO TRIMESTRE

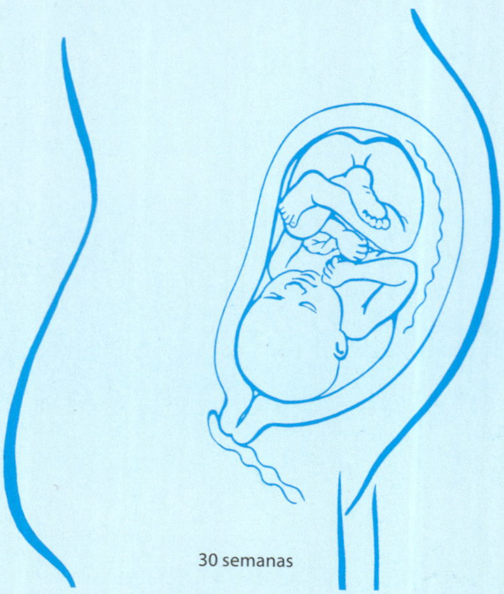

30 semanas

A apresentação do seu bebê

Certamente, perto do final do terceiro trimestre, a parteira terá determinado a "apresentação" do seu bebê, em outras palavras, que parte do corpo dele está virada para a saída do útero. Há várias possibilidades:

- **CEFÁLICA** – a posição mais comum – quer dizer que seu bebê está de cabeça para baixo, com a parte superior da cabeça (o vértice) apontada para o colo do seu útero e o queixo apertado contra o peito. É a melhor posição para o parto porque a parte mais estreita da cabeça sai primeiro e a cabeça do bebê fica protegida.

A apresentação cefálica pode ser descrita de seis maneiras: occipital anterior esquerda, occipital anterior direita, occipital lateral esquerda, occipital lateral direita, occipital posterior esquerda, ou occipital posterior direita – que descrevem onde está a cabeça do bebê quando desce pelo canal de parto.

- **ANTERIOR** significa que as costas do bebê estão viradas para fora, deitadas dentro da curva do seu abdômen.
- **PÉLVICA** significa que o bebê está com as nádegas para baixo, em vez da cabeça, no final da gravidez. Isso geralmente leva automaticamente a uma cesariana, mas muitas mães têm tido partos normais de sucesso atualmente.

POSIÇÕES PARA O NASCIMENTO

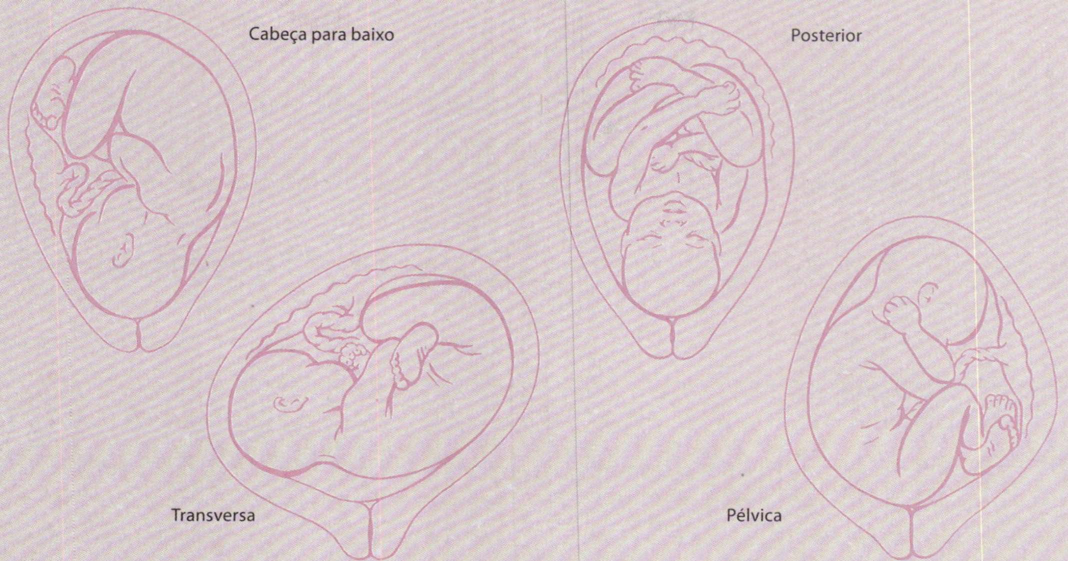

DE FRONTE significa que, embora a cabeça do bebê esteja para baixo, o pescoço está estendido e a fronte ou face está apontada para o colo do útero. Nascer nessa posição pode causar alguns ferimentos faciais no bebê, mas eles desaparecerão rapidamente.

DE FACE significa que a face do bebê está voltada para o colo do útero. O parto pode ser desagradável e estressante para o bebê. O pescoço dele fica curvado para trás no processo e é aconselhável levá-lo a um osteopata especializado em crânio nas primeiras semanas de vida.

OCCIPITAL ANTERIOR E POSTERIOR significa que a parte de trás da cabeça do bebê está virada para frente (anterior) ou para trás (posterior) da sua pélvis ao descer o canal de parto. Se o bebê estiver em uma posição occipital posterior, o parto pode ser mais lento e doloroso.

TRANSVERSA significa que o bebê está deitado atravessado no ventre, em vez de ter a cabeça para baixo. Se continuar assim no início do parto, uma cesariana é inevitável.

INSTÁVEL significa que o bebê fica mudando de posição nas consultas pré-natais depois da 36ª semana. Isso também pode levar a uma cesariana, se o bebê não se estabilizar no início do parto.

FINAL DO TERCEIRO TRIMESTRE

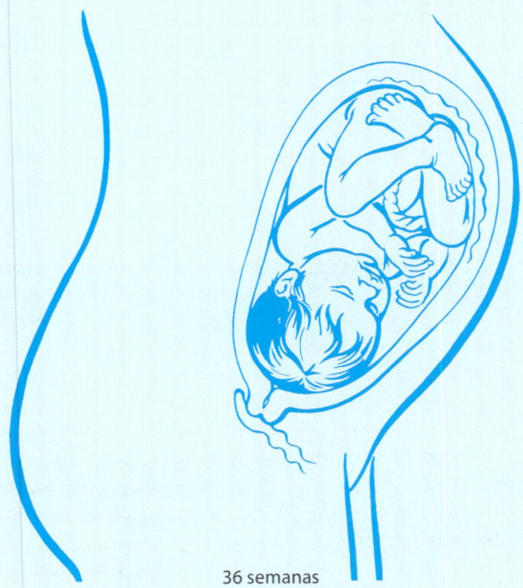

Semanas 29 a 40: seu corpo

Este é um momento emotivo e de consciência do corpo e você pode ficar nervosa com qualquer pequeno sinal que possa indicar um parto prematuro. Como sempre, preste atenção a qualquer dor abdominal e conte à sua parteira ou ao seu médico. Dores na parte inferior do abdômen podem ser um sintoma do alongamento dos seus ligamentos, mas, se a dor for constante e muito desconfortável, a parteira poderá aconselhar as melhores maneiras de oferecer suporte à sua barriga.

Você pode estar sentindo contrações de treinamento – conhecidas como Braxton Hicks – há várias semanas, mas elas podem ser muito fortes no terceiro trimestre. Conforme a data de nascimento se aproxima, elas podem ficar especialmente frequentes, intensas e dolorosas. Para aliviar o desconforto, mude de posição: levante e ande, ou deite.

Algumas semanas antes de conhecer seu bebê, pode ser que você já consiga identificar os braços, pernas, cabeça e bumbum dele!

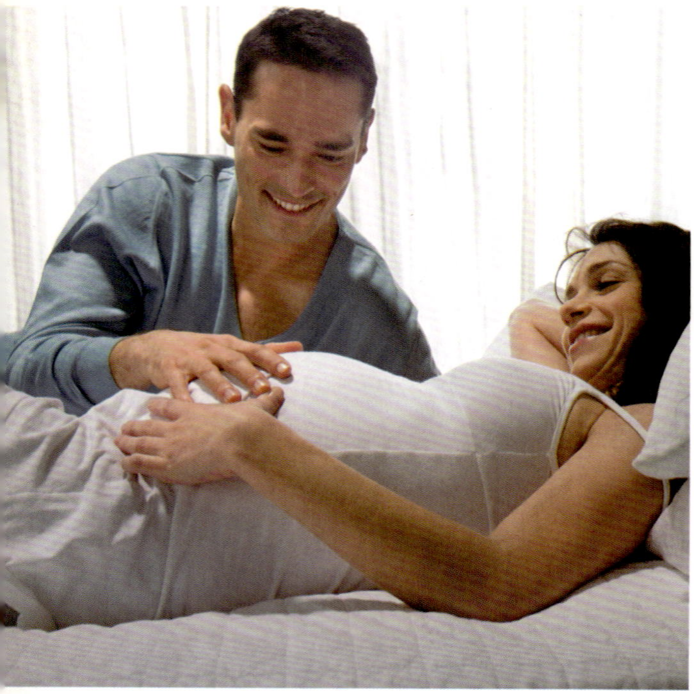

Descanso e relaxamento

Lidar com a dor e com o peso extra a ser carregado pode ser exaustivo e aumenta sua fadiga, que volta a crescer neste trimestre. A situação pode ser potencializada se sua barriga atrapalhar na hora de dormir e se preocupações quanto à gravidez estiverem impedindo sua cabeça de descansar. No entanto, como sempre, a fadiga é um sinal de que você deve cuidar de si mesma. Descanse e relaxe o quanto quiser e poupe sua força para o parto. Se você não se sentir melhor depois de descansar, conte ao seu médico na consulta seguinte.

Outro problema que pode interferir no seu sono é o calor. Seu corpo fica naturalmente mais quente durante a gravidez, mas é importante tomar os cuidados necessários para você não ficar quente demais. À noite, escolha uma coberta mais fina se estiver com muito calor. Durante o dia, vista-se de maneira sensata, com camadas de algodão que permitam que sua pele respire e, como sempre, lembre-se de beber bastante água!!

ESTRIAS

Se você vai ganhar estrias ou não depende de você ter uma tendência hereditária para elas. O estiramento acontece no nível de colágeno da pele e pode estar ligado à produção de corticoides na gravidez. As marcas podem aparecer na sua barriga, nas coxas, nos seios e nas nádegas e, embora tenham uma cor roxa avermelhada alarmante no início, geralmente desbotam depois de seis meses do nascimento. Exercícios regulares (especialmente caminhadas e natação) melhoram a circulação e ajudam a mantê-las sob controle e uma massagem diária com óleo de germe de trigo perfumado com uma gota de óleo de lavanda manterá a pele elástica e poderá reduzir as marcas.

Inchaço

Algum grau de inchaço nos pés, tornozelos e parte inferior das pernas é considerado normal na gravidez; 75% das mulheres passa por isso, principalmente perto do final do dia, em dias quentes ou quando ficam em pé por muito tempo. Geralmente, ele desaparece de um dia para o outro. Beber muita água ajuda a evitar a retenção de líquidos, mas espalhe a quantidade ao longo do dia. Se o seu inchaço (edema) estiver causando desconforto, coloque as pernas para cima, use sapatos confortáveis e evite meias que tenham elásticos. Meias-calças que oferecem suporte também ajudam, mas coloque-as logo pela manhã, antes de o inchaço começar.

Embora tenhamos dito que um certo grau de inchaço é normal, observe que estamos falando apenas de inchaço nos pés, tornozelos e parte inferior das pernas. Não é normal o rosto ou as mãos ficarem inchados e, se isso acontecer, avise o médico ou a parteira imediatamente, pois pode ser um sinal de pré-eclâmpsia, uma condição que apresenta risco para a vida (e é muito comum) e precisa de tratamento rápido.

AROMATERAIA

Óleos essenciais podem ajudar com muitos problemas do terceiro trimestre, inclusive facilitando o sono e o relaxamento e ajudando a preparar o corpo para o parto. No entanto, peça orientação a um especialista antes de começar o seu próprio regime de aromaterapia. Vários óleos são considerados perigosos durante a gestação e alguns especialistas recomendam não usar nenhum óleo essencial no primeiro trimestre. Os óleos mais seguros para usar na gravidez são os de gerânio, mandarina, néroli, ylang-ylang, toranja, lavanda, cipreste, gengibre, pimenta preta, coentro, sândalo, pinheiro, rosa e oriza.

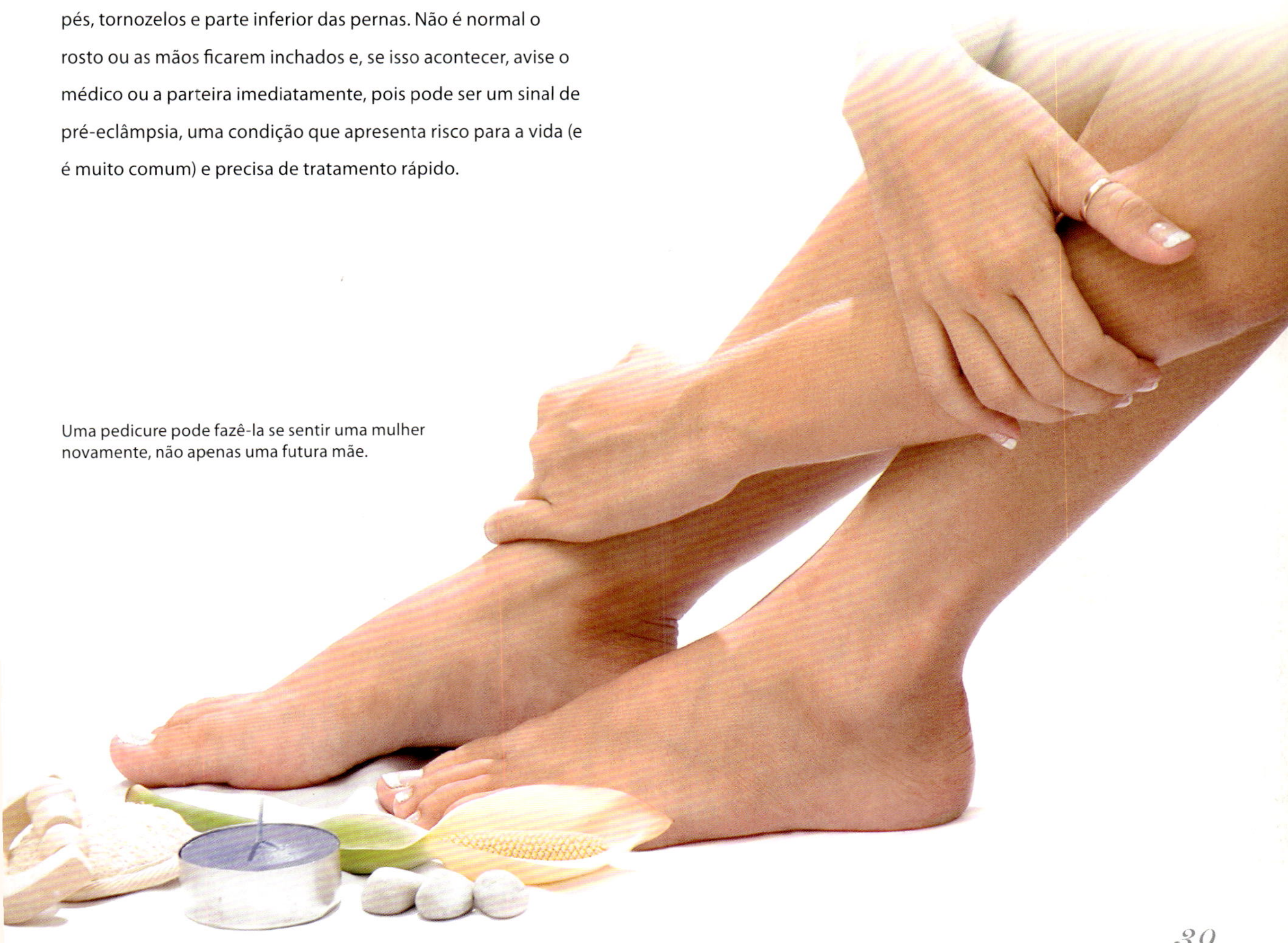

Uma pedicure pode fazê-la se sentir uma mulher novamente, não apenas uma futura mãe.

Meu terceiro trimestre

Meu dia normal

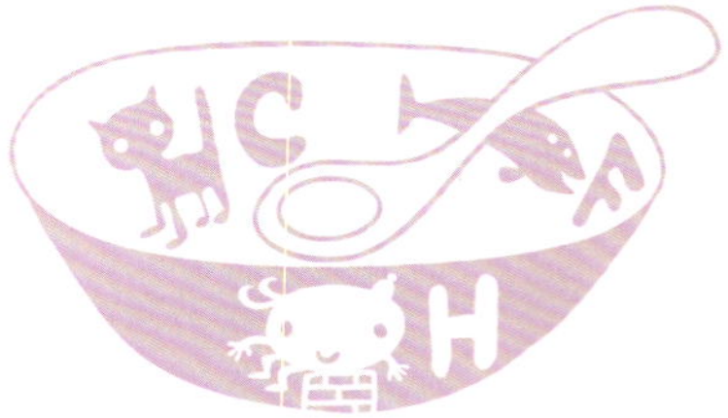

Meu terceiro trimestre

Dicas que descobri

Datas a lembrar

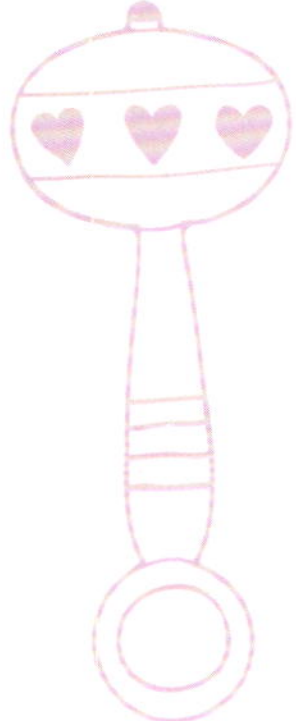

Preocupações comuns

É natural ficar apreensiva durante a gravidez, você tem uma grande responsabilidade em suas mãos e não quer fazer nada que possa colocar a saúde do seu bebê em perigo.

Fatores a considerar

REMÉDIOS Como foi discutido no início deste capítulo (consulte a página 15), é importante falar com sua parteira ou seu médico sobre qualquer remédio que você esteja tomando e não tomar os remédios comuns antes de verificar se são seguros. Essa regra se aplica tanto a remédios de ervas e óleos essenciais quanto a remédios comerciais.

VIAGENS Embora não haja motivos médicos para não viajar de avião quando você está grávida, o risco de trombose das veias profundas aumenta um pouco (para ajudar a evitar esse problema, mantenha-se hidratada e faça movimentos de rotação com os tornozelos para manter o fluxo sanguíneo). A maioria das companhias aéreas não permitirá que você viaje a partir da 32ª semana e será difícil conseguir um seguro de viagem nesse estágio da gravidez.

SEXO A Maioria dos casais descobrem que as suas relações sexuais mudam durante a gravidez para melhor ou para pior, mas, em uma gravidez normal de baixo risco, é seguro continuar tendo relações, mesmo perto da data de nascimento do bebê.

TONTURA E DESMAIO A tontura, no primeiro trimestre, pode estar relacionada à pressão sobre sua produção de sangue para suprir o seu sistema circulatório em rápida expansão, e você também pode ficar tonta se o nível de açúcar em seu sangue estiver baixo por você ter passado muito tempo sem comer. No entanto, se você sentir muita tontura durante a gravidez, converse com seu médico e sempre avise imediatamente se você chegar a desmaiar.

ERGUER MUITO PESO Se o seu emprego a fizer erguer muito peso ou realizar muito esforço físico, avise seu chefe assim que possível que você está grávida, para ele poder transferi-la para funções menos agitadas. Mesmo que você sinta que pode continuar normalmente, há um leve aumento no risco de aborto espontâneo ou parto prematuro se você erguer objetos pesados e não vale a pena arriscar.

TINTURA PARA O CABELO Embora não existam pesquisas que relacionem os produtos químicos da tintura para cabelos com problemas na gravidez, você deve tentar evitar produtos químicos de qualquer maneira. Nesse caso, uma tintura natural, como a hena, pode funcionar como alternativa.

EM BOAS MÃOS

Se você conhece bem o seu corpo e discute suas preocupações com seu profissional da saúde, você está fazendo tudo o que pode para garantir uma gravidez e um bebê sadios. Exames rotineiros de pressão e urina permitirão que sua parteira monitore seu risco de desenvolver problemas como hipertensão, pré-eclâmpsia e diabetes gestacional. Vá a todas as suas consultas pré-natais e converse sobre qualquer coisa que a preocupar.

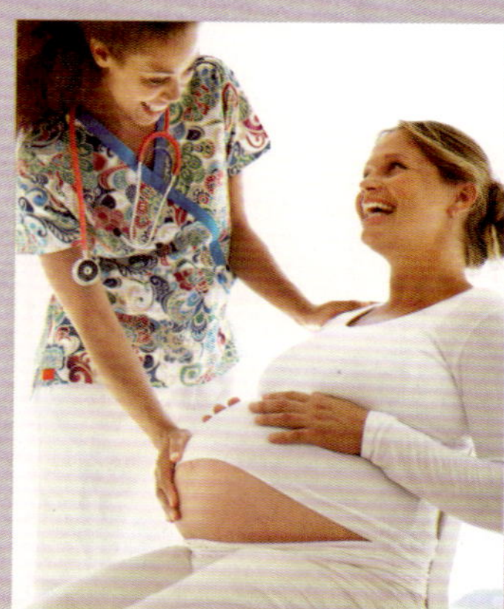

Discuta suas preocupações com seu médico ou parteira e não se sinta constrangida de tomar o tempo deles, eles estão lá para isso.

QUANDO VOCÊ DEVE SE PREOCUPAR

É sempre bom ter consciência do seu corpo e saber o que é normal para você e o que não é, mas é especialmente importante fazer isso durante a gravidez, por isso, converse sobre suas preocupações com seu médico ou parteira. Alguns sintomas (mesmo os que possam parecer irrelevantes) são sinais de alerta que devem ser tratados com bastante seriedade. Eles incluem os seguintes:

- Sangramento vaginal pode ser um sinal de aborto.

- Enjoo muito forte – uma condição conhecida como hiperêmese gravídica, quando você não consegue manter nada no estômago – pode exigir que você seja hospitalizada para ser tratada.

- Muita coceira nos membros superiores e inferiores pode indicar um problema no fígado chamado colestase da gravidez, que, se não for tratado, pode levar à morte do bebê antes de nascer.

- Sintomas de gripe podem ser causados por uma infecção perigosa para o bebê.

- Dor nas pernas pode ser sinal de trombose nas veias profundas.

- Dores de cabeça graves podem ser um sinal de alta pressão sanguínea ou pré-eclâmpsia (toxemia), que afeta uma em cada cinco mulheres grávidas pela primeira vez.

- Dores abdominais podem ser outro sinal de pré-eclâmpsia ou aborto.

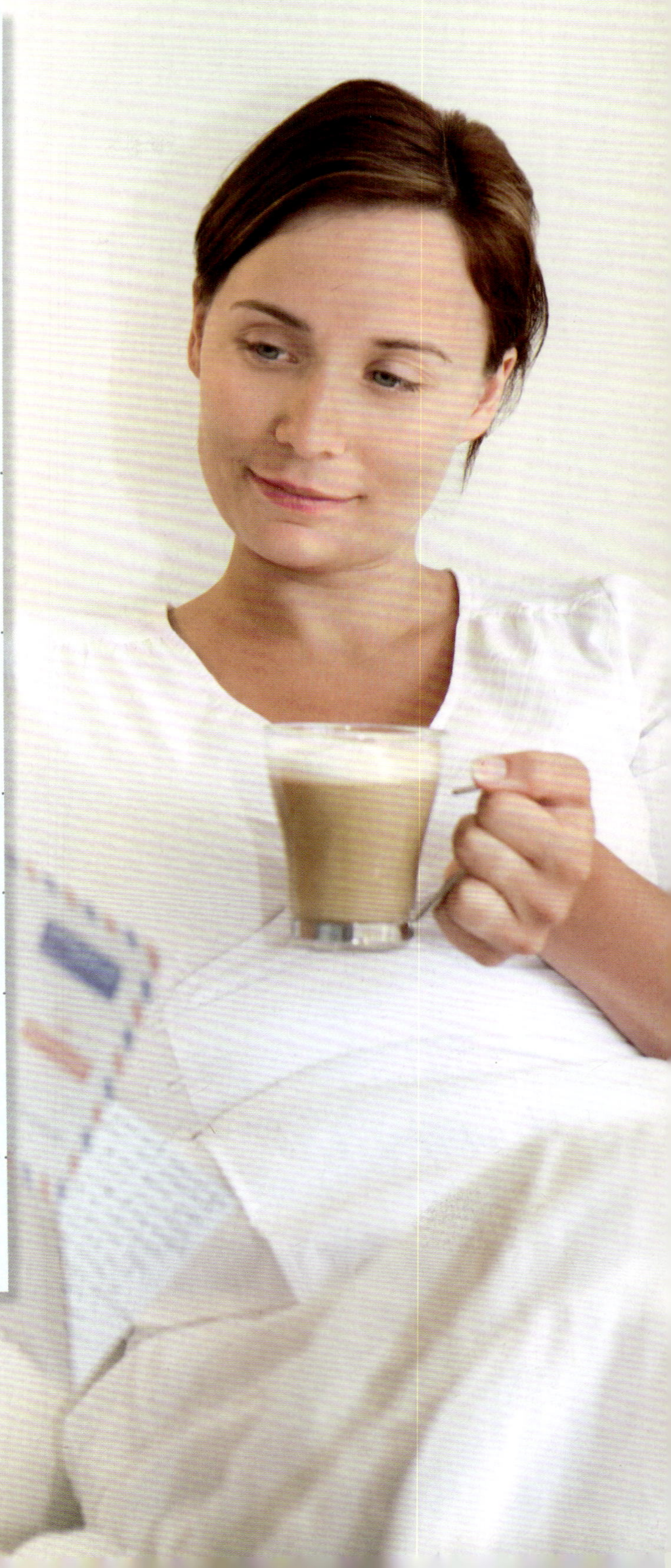

Se você precisar de mais tempo de descanso, reserve esse tempo. Você precisa conservar sua energia para o parto.

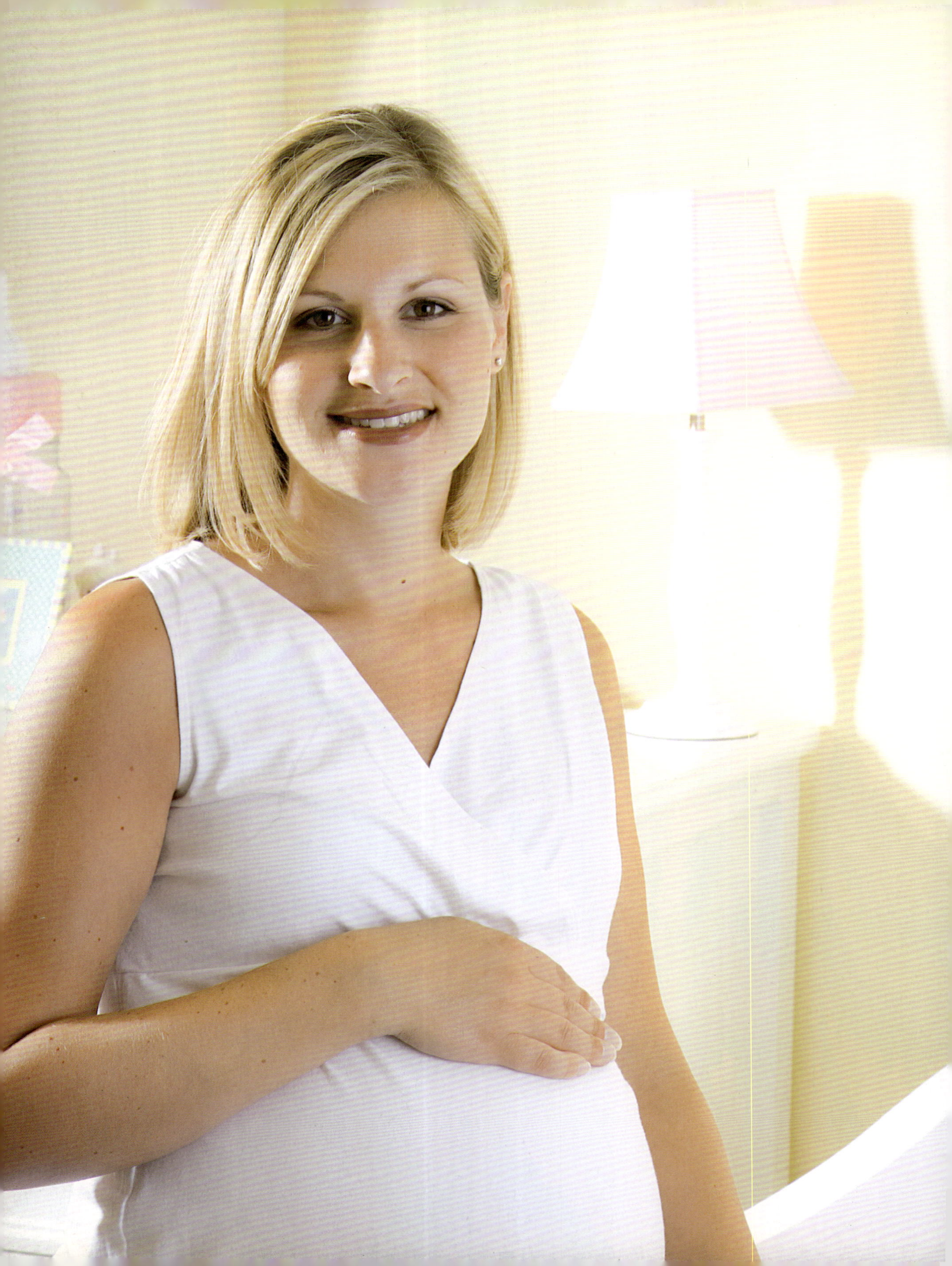

Planejando antecipadamente

Se você decidir não trabalhar até a chegada do bebê, use o tempo livre para planejar antecipadamente. Há coisas que você – e seu parceiro – podem fazer para criarem laços com o bebê, mesmo antes de ele nascer, assim como garantir que o parto em si tenha a melhor chance de acontecer como você quer. Pense nos produtos para o bebê e na decoração do quarto dele e aproveite os primeiros dias da nova maternidade.

Conhecendo seu bebê

Se sua gravidez parece estar mais rápida do que você, reserve um tempo especial para conhecer seu corpo e seu bebê com tranquilidade. É um ótimo jeito de começar a criar laços com ele.

Desde a primeira vez em que você sentir seu bebê se mexer – por volta da 17ª semana –, terá vontade de ficar tocando em sua barriga. Há uma razão biológica para isso: é sua necessidade instintiva de criar laços com seu bebê. A boa notícia é que, assim como você adora tocá-lo, ele adora senti-la fazer isso.

Ele está começando a reconhecer sua mão, assim como a mão do seu parceiro e a reagir a você. Alguns bebês gostam tanto de serem tocados que eles esticam seus pés e mãos para serem acariciados.

A partir de 20 semanas, mais ou menos, os movimentos se tornarão chutes bem definidos e, quando você se sentar para tomar banho, poderá ver claramente o seu bebê se mexer. Experimente pressionar com suavidade o local onde você sentiu o chute e veja se seu bebê responde com outro chute.

À medida que o bebê cresce e você aprende a identificar diferentes partes do corpo dele (peça que sua parteira mostre a você se estiver com dúvidas sobre o que é o quê), tente dar uma pequena massagem a seu bebê, passando a mão pela área que cobre a cabeça, as costas ou o bumbum dele.

O seu bebê pode ter começado a conseguir ouvir sua voz desde a 12ª semana. Transmitida pelo corpo, é o som mais

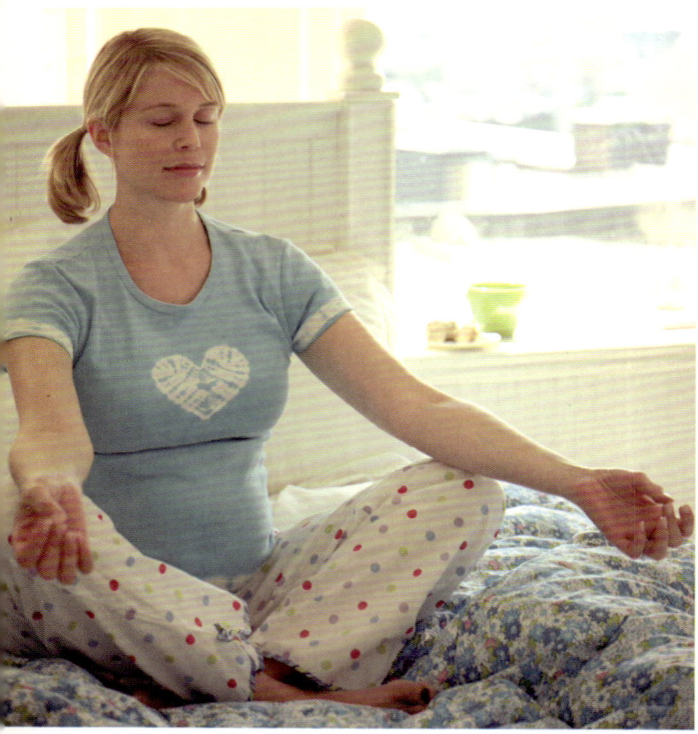

RELAXE!

Todo mundo fica dizendo para você se acalmar e há uma boa razão científica para você obedecer. Pesquisas mostram que, quando uma mulher grávida fica tensa, a taxa de batimentos cardíacos do bebê aumenta e seu padrão de movimento muda. Outros estudos mostraram que, se você estiver ansiosa demais, há mais chances de seu bebê ser menor que a média e propenso à hiperatividade. Se você conseguir separar um tempo para descansar e relaxar, ajudará no desenvolvimento do bebê e, com sorte, terá um filho mais calmo. Precisa de desculpa melhor para ir com calma?

Dizem que a meditação traz mais energia e benefícios do que um cochilo.

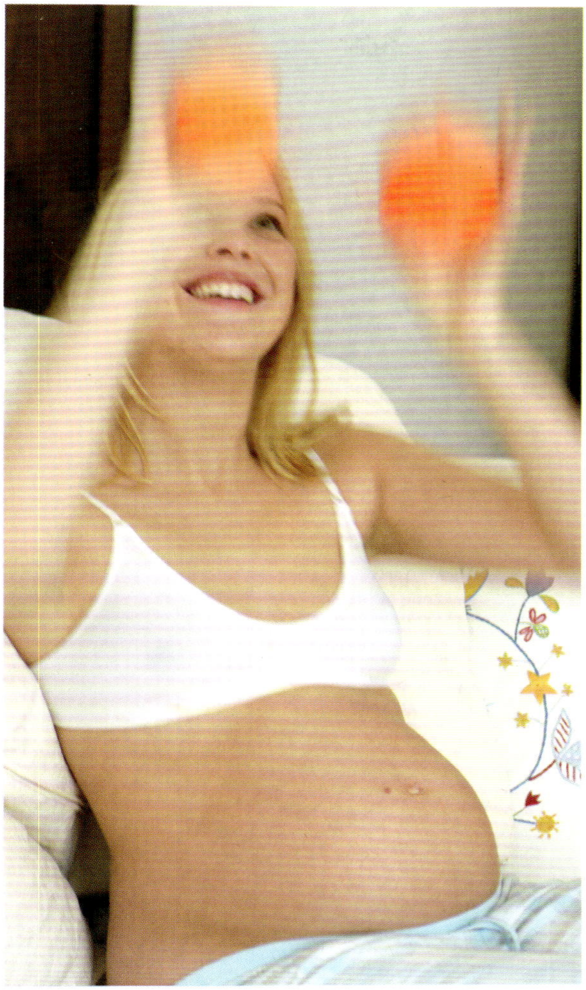

As músicas de que você gosta deixarão seu bebê feliz também; apresente seus sons favoritos a ele.

SEU BEBÊ AMA

AÇÚCAR E PIMENTA Ele já está experimentando seus alimentos favoritos pelo líquido amniótico. Temperos como pimenta, alho e curry dão ao líquido um sabor mais forte e, quando ele nascer, ele reconhecerá suas comidas favoritas pelo seu leite, preferindo os sabores que experimentou no útero. Os bebês são naturalmente fãs de doces, portanto, se você estiver cedendo à sua paixão por doces, ele beberá o líquido amniótico adocicado mais rápido. Cuidado, pode ser um sinal de coisas que virão no futuro!

EXERCÍCIO Um bom motivo para manter a forma durante a gravidez é que o hormônio do bem-estar (endorfina), que a deixa alegre, faz o mesmo pelo seu bebê, pois passa para ele através da placenta. Ele também se sente alegre com o movimento do seu corpo, que o balança suavemente no líquido amniótico.

MÚSICA Mozart e Bach são considerados especialmente tranquilizadores: coloque os fones de ouvido sobre a sua barriga para ninar o bebê e fazê-lo dormir.

PENSE POSITIVO

Se você se sentir ansiosa quanto ao futuro, tente usar a visualização positiva para mudar seus pensamentos e ajudá-la a se sentir mais próxima do seu bebê. Por exemplo, se pesar sobre o parto for demais para você, sente-se confortavelmente, feche os olhos e imagine-se segurando seu bebê... e o quanto você se sentirá bem quando isso acontecer.

fácil para ele detectar, e conversar em um tom tranquilo ou até cantar canções infantis para a sua barriga pode trazer mais um chute em resposta (com sorte, de apreciação). Você pode se sentir um pouco boba ao conversar com o bebê tão cedo, mas pesquisas mostram que, mesmo no ventre, a taxa de batimentos cardíacos do bebê diminui e ele se sente mais descansado quando ele escuta a mãe falar.

Os bebês também gostam de música com batidas fortes e regulares, por isso, toque sua música favorita para ele todos os dias. Pesquisas mostram que ele irá reconhecê-la depois de nascer e poderá até ser acalmado com ela, o que é muito útil se você quiser um tranquilizante rápido.

Preparando-se para o nascimento

No final das contas, pode ser que você tenha pouco controle sobre quanto tempo irá durar seu parto e o quão tranquilo ele será para você e para o bebê. No entanto, você pode seguir estes passos no final da gravidez para se preparar e ajudar o processo. E, se as coisas ainda assim não forem tão perfeitas quanto você gostaria, poderá pelo menos se tranquilizar pensando que poderiam ter sido muito piores se você não agisse de maneira tão positiva.

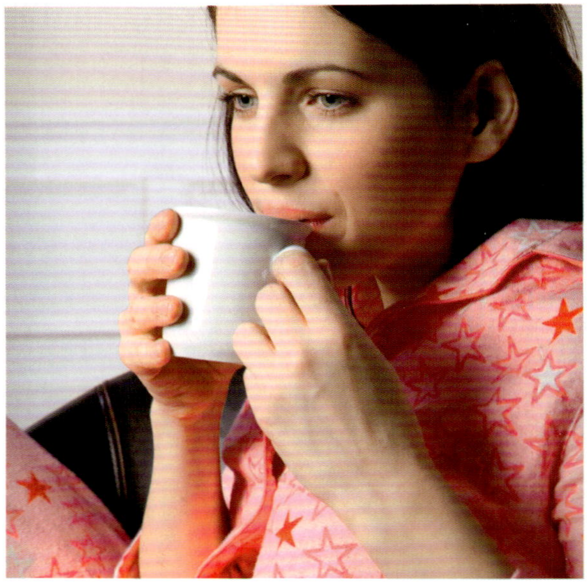

Preparando-se

Sua gravidez pode ser o primeiro momento em que você é apresentada a chásde ervas, massagem e relaxamento. Vale a pena levar em consideração:

É normal ficar ansiosa com o nascimento. Converse sobre seus medos com seu parceiro ou com a parteira.

PREPARE SEU CORPO

Os exercícios a seguir irão ajudar a preparar seu corpo para o nascimento do bebê:

- Treinar agachamento irá ajudá-la se quiser agachar durante o parto. Agache mantendo as costas alongadas. Se conseguir, mantenha os calcanhares no chão e equilibre seu peso igualmente entre a parte da frente e a parte de trás dos pés, sem deixar os pés virarem para dentro ou para fora. Levante-se sempre devagar, segurando em uma cadeira ou mesa, ou você pode sentir tontura.

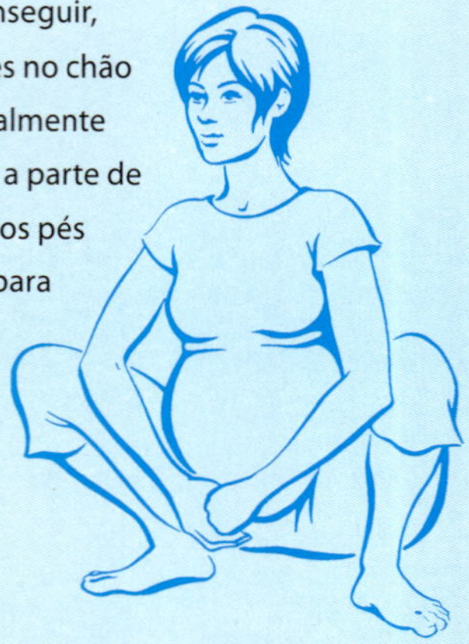

- Exercícios pélvicos irão ajudá-la a se sentir confortável no parto. Tente a posição "cachorrinho preguiçoso", ajoelhando-se e colocando as mãos no chão, com uma almofada sob os joelhos, se necessário. Movimente a região pélvica de um lado para o outro, como um cachorro preguiçoso abanando um rabo muito pesado. Olhe para cada lado do quadril ao movimentá-lo e mantenha a coluna na horizontal, sem curvá-la.

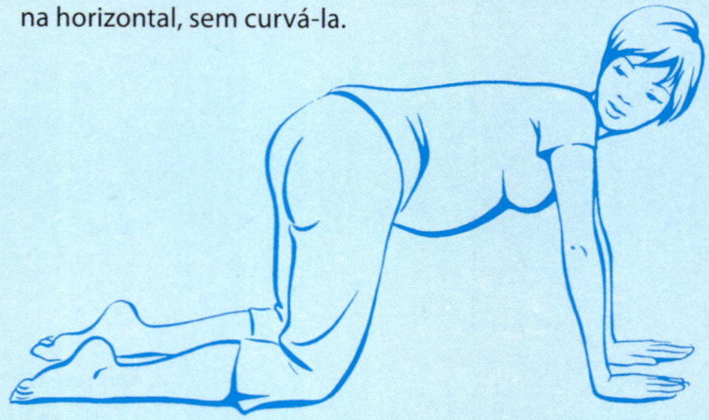

- Chá de folhas de framboesa é a recomendação clássica para a preparação para o nascimento. Ele fortalece e tonifica o útero, tornando-o mais flexível para o parto. Porém, tome-o (até três vezes por dia) somente no último trimestre da gravidez, já que se sabe que ele superestimula o útero.
- A massagem pode preparar o períneo (a área que une a vagina ao ânus), tornando-o mais flexível para o parto. Use germe de trigo ou óleo de amêndoa diariamente após um banho quente, nas últimas oito semanas de gravidez.
- O relaxamento, praticado com regularidade, irá prepará-la para um parto mais relaxado. Deite de costas no chão e, começando pela pélvis, concentre-se em uma parte do corpo por vez, tensionando-a, apertando-a contra o chão e, depois, relaxando-a. Quando o seu corpo inteiro estiver relaxado, sua mente deverá ficar mais calma também.
- Óleos de aromaterapia como mandarina e flor de laranjeira são calmantes neste ponto da gravidez; e o remédio homeopático Caulophyllum (cohosh azul) pode ser tomado a partir de 37 semanas para fortalecer as contrações e deixar o colo do útero menos firme para um parto mais fácil.

É claro que muitas mulheres passam pela gravidez sem fazer essas coisas e, ainda assim, têm partos tranquilos e bebês saudáveis. Faça o que parecer certo para você.

VOCÊ ESTÁ PRONTA?

Menos de 10% dos bebês são prematuros, ou seja, o parto começa antes de 37 semanas, e, como a maioria desses bebês nasce de mulheres que já estão possivelmente em alto risco, você provavelmente estará preparada para essa eventualidade. Porém, mesmo que você esteja passando por uma gravidez normal e saudável, sem fatores de risco, há uma chance bem pequena de seu bebê chegar antes e os sintomas a seguir devem ser tratados com seriedade:

- Cólicas parecidas com as menstruais.
- Dor na parte inferior das costas.
- Dor no pavimento pélvico, nas coxas ou na virilha.
- Mudança no seu fluido vaginal (principalmente se estiver aquoso ou com sangue).
- Estouro da bolsa – fluido pingando ou escorrendo da sua vagina.

AULAS PARA O NASCIMENTO

Escolha uma aula que combine com você. Os principais métodos são:

- Bradley – que foca em exercícios para preparar seus músculos para o nascimento e os seios para a amamentação. Coloca muita ênfase no papel do parceiro durante o nascimento e, nos partos normais, incentiva as mulheres a evitarem intervenções médicas a menos que sejam absolutamente necessárias.
- Lamaze – usa técnicas de relaxamento e respiração para combater a dor, combinadas com elementos de condicionamento para que você reaja às contrações de forma a ajudar em vez de atrapalhar o parto.

Você pode fazer amigos para toda a vida nas aulas para o nascimento e os novos amigos do seu filho podem estar deitados ao seu lado!

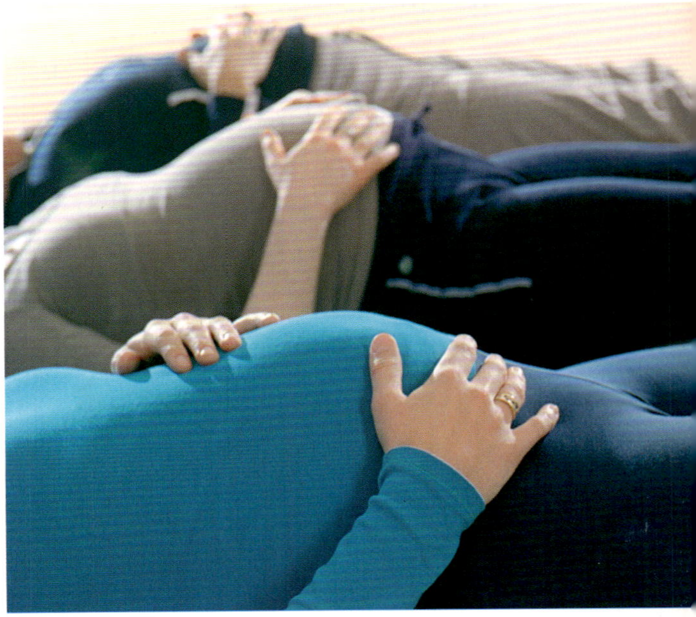

Escrevendo um plano de nascimento

Um plano de nascimento pode parecer uma ótima ideia. Você pode gastar um tempo pensando em quem você quer que esteja lá com você, onde você quer dar à luz (em casa ou no hospital), o que você quer fazer (deitar, ficar na água ou se movimentar), se quer música de fundo ou óleos de aromaterapia no ar. Além disso, caso você não se sinta forte o bastante para comunicar seus desejos durante o parto, terá tudo explicado para que a parteira ou quem a acompanhar possa fazer o que você quer.

No entanto, algumas mulheres descobrem que ter um plano de nascimento que, no final, não aconteça do jeito certo pode ser uma grande decepção. Portanto, o melhor conselho é "seja flexível"! Sim, você espera um parto normal sem analgésicos; sim, você gostaria que fosse em casa, com a parteira que conheceu ao longo da gravidez. Porém, o ideal é que, sim, você seja capaz de aceitar que a parteira ficou presa em um problema particular, que um problema repentino faz com que seja mais seguro ir ao hospital e que você não é tão estoica quanto pensava para ficar sem analgésicos.

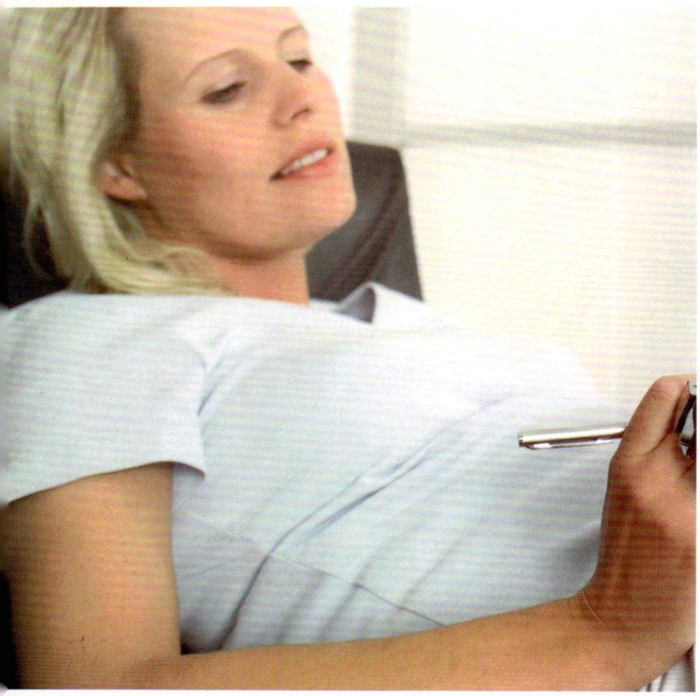

Seu plano

Ao fazer seu plano de nascimento, pense no seguinte:

- Quem você gostaria que estivessem com você no nascimento?
- Você quer que seu parceiro fique com você caso seja necessária uma cesariana ou o uso do fórceps?
- Você quer levar algum equipamento especial, como um pufe ou cadeira de parto?
- Você pode escolher a maneira como o coração do seu bebê é monitorado durante o parto?
- Você quer ser tratada somente por mulheres?
- Se o hospital pertencer a uma universidade, você se importa se alunos de medicina estiverem presentes?
- Você quer ter a liberdade de andar durante o parto?
- Há uma posição especial que você gostaria de usar para o parto?
- Você pretende não usar analgésicos?
- Você quer usar óleos de aromaterapia?
- Você quer música de fundo?
- Você quer uma piscina de parto?
- Você está planejando usar terapias alternativas para o parto?
- Você quer que seu bebê seja limpo antes de ser entregue a você?
- Há algum costume religioso em especial que você gostaria que fosse observado?

Separe um tempo para planejar antecipadamente o nascimento e pense com cuidado na sua lista de desejos.

TER O BEBÊ EM CASA?

PRÓS

- **Você pode estar com sua família.**
- **Seu parceiro pode participar de tudo.**
- **Você fica mais relaxada e o bebê ficará menos traumatizado.**

CONTRAS

- **Nem sempre é adequado. Por exemplo, se a sua pressão estiver alta, é provável que o parto tenha de acontecer em um hospital, no final das contas.**
- **Pode ser necessário transferi-la posteriormente para um hospital se o parto precisar de assistência.**
- **Se você tiver de ser transferida para um hospital, a experiência pode ser traumática.**

Meu plano de nascimento

Use esta página para escrever os seus próprios planos para o parto.

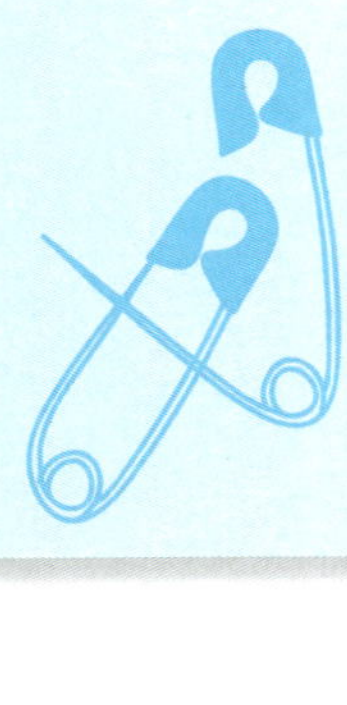

O que pesquisar

Quando você está planejando, é útil separar uma lista de contatos importantes para o parto e para depois. Pense nas seguintes questões envolvidas nas opções de parto.

Parto no hospital

Se você está planejando um parto no hospital e não se importa de seguir a corrente – aceitar todos os conselhos do médico ou da parteira no dia –, tudo o que você precisa fazer agora é preparar uma lista final de perguntas (para serem feitas em uma consulta pré-natal) sobre a equipe do hospital (por exemplo, o número de enfermeiras na unidade, em que horário trabalham, o que acontece se um turno terminar quando você ainda estiver em trabalho de parto, qual é a política do hospital para controle da dor). Se você ainda não teve a oportunidade de conhecer a ala da maternidade, pergunte se pode fazer isso. É bom saber onde você dará à luz e onde irá ficar antes e depois.

Parto em casa

Se você está planejando um parto em casa, há muito mais a preparar e há também informações a pesquisar. Onde você dará à luz? Você conseguirá chegar ao banheiro com facilidade? O lugar escolhido é grande o bastante para todos que irão ajudá-la? Se você quiser conhecer a parteira antes, deve levantar esta questão na sua clínica de atendimento pré-natal. Talvez você descubra que sua gravidez tem risco demais para um parto em casa. Se isso acontecer com você, você pode pedir que o médico ou a parteira explique por escrito por que pensam dessa forma.

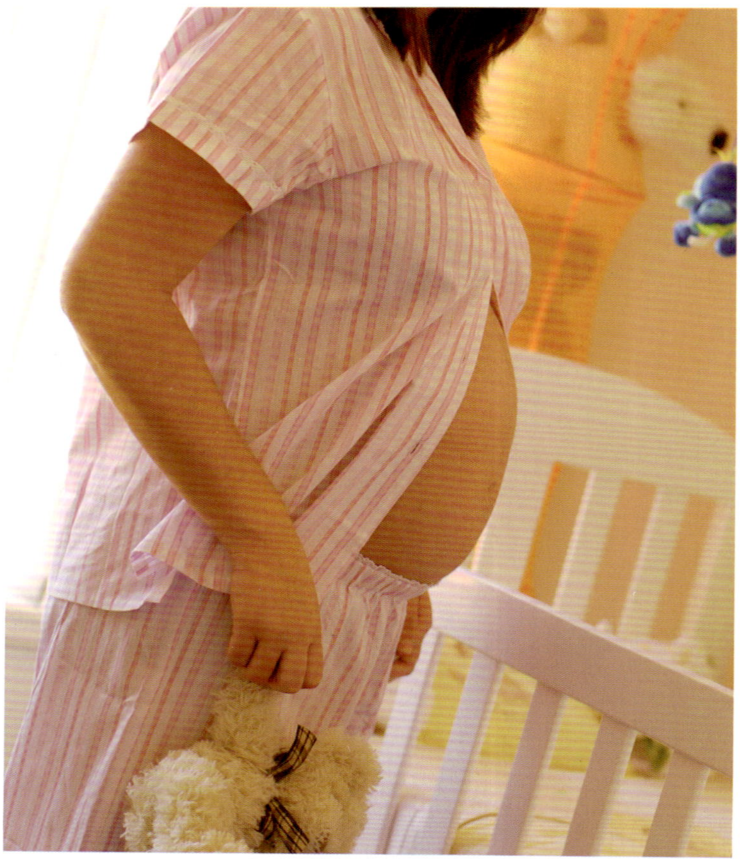

Parto na água

Muitas mulheres que têm seus filhos em casa gostam da ideia de fazer isso em uma piscina de parto, que tem a vantagem de ser relaxante, além de ajudar a diminuir a dor e o risco de laceração. Pesquise onde você pode comprar ou alugar e que tipo de piscina é mais adequado para você e para a sua casa. Questões importantes são o tamanho da piscina e a facilidade para ligá-la a um sistema de água quente. Muitos hospitais também oferecem piscinas de parto, mas, se tiver medo de que não estejam disponíveis quando você quiser (porque estão sendo usadas ou lavadas), levar sua própria piscina pode ser uma opção (verifique com antecedência).

Dar à luz em casa pode ser reconfortante para algumas mulheres, mas necessita de muito preparo antes.

PLANEJANDO UMA AJUDA EXTRA

Em muitas culturas, é comum que as novas mães dediquem as primeiras semanas da vida do bebê a criar uma ligação com ele. Não é esperado que elas façam mais do que se aninhar ao bebê enquanto outros membros da família fazem o trabalho, alimentando-os e cuidando deles. Para que essa realidade fique mais próxima de você, considere a opção de contratar ajuda:

- Uma doula é uma mulher experiente cujo trabalho é ser a "mãe da mãe", permitindo que você aproveite ao máximo seus primeiros dias como nova mamãe. Ela pode ajudar no parto (junto com a parteira ou o médico) e oferecer apoio emocional e prático pós-parto, trabalhando nas horas adequadas para a sua família e permitindo que você descanse por até 40 dias.

- Uma enfermeira para o turno da noite, especialista em cuidados pós-parto, pode dar à nova mamãe a chance de dormir à noite. Geralmente, ela é contratada para ajudar nas primeiras quatro a oito semanas com a amamentação da noite (se o bebê estiver usando mamadeira) e pode ajudá-la, e ao seu bebê, a estabelecerem uma rotina em casa. Converse com o médico ou com o hospital, ou entre em contato com uma agência de cuidados domésticos da sua área.

- Se puder, contrate uma faxineira em meio período para as tarefas de limpeza, preparação da comida e compras.

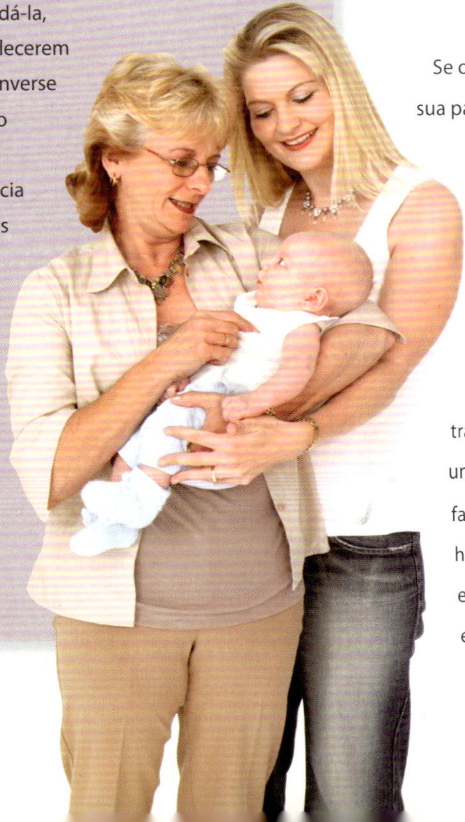

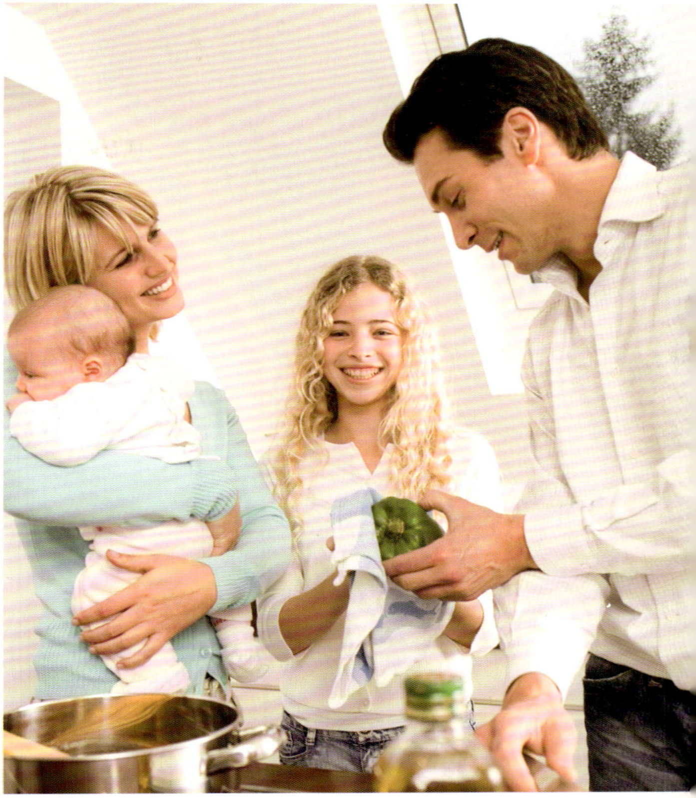

Ter ajuda extra nas primeiras semanas após o parto dá a você tempo para se dedicar ao bebê.

Se o parto na água for uma prioridade para você, avise sua parteira durante as consultas pré-natais.

Centros de partos

Existem maternidades pequenas que oferecem um ambiente confortável e com pouca tecnologia, onde seu parto será tratado como um procedimento normal e não um procedimento médico. É mais provável que você receba um tratamento individual em um lugar assim do que em um hospital e você também terá acesso a diversas facilidades que podem não estar disponíveis em hospitais, como piscinas de parto, colchões macios e móveis flexíveis. E, o que é mais importante, uma equipe gentil e sem pressa!

Compras para o bebê

Não importa se você decidir comprar tudo antes do nascimento ou esperar até depois, precisará fazer a mesma pesquisa demorada. Portanto, comece com antecedência.

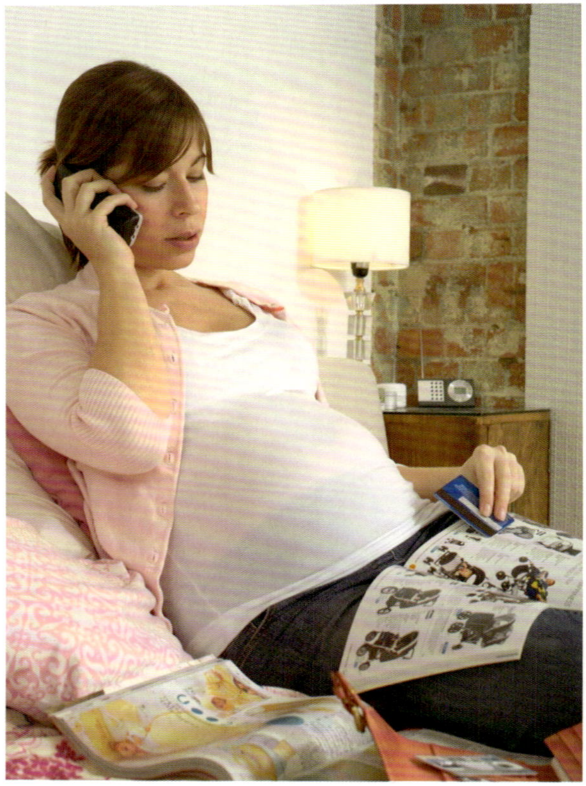

Catálogos são ótimos para pesquisar, além de poupar a ida a várias lojas.

Transportar o bebê

- Um bebê conforto para o carro é prioridade, pois precisará dele desde o primeiro dia.
- Não faça concessões e compre itens usados. A maioria dos danos não é visível a olho nu.
- Lembre-se de que o mais caro não é necessariamente o mais seguro.
- Peça a um profissional para ajustar o bebê conforto no carro. Entre as cadeirinhas para crianças, 80% não são seguras por causa da colocação incorreta feita pelos pais.
- Verifique o quanto o bebê conforto vai durar para o seu bebê. Geralmente, ele é usado para bebês com até um ano.
- Procure aqueles que são fáceis de limpar.
- Um carrinho de bebê leve pode ser uma opção melhor do que um sistema de transporte com componentes que você só usará nos primeiros três meses. Escolha um que seja adequado desde o nascimento, confortável para um recém-nascido e fácil de dobrar e carregar. Desde que seja de boa qualidade, deve durar uns bons dois anos.
- Um sling (faixa de pano para levar o bebê junto ao corpo) é útil e barato para bebês pequenos. Se você estiver planejando usá-lo muito, prepare-se para pagar um pouco mais por recursos que darão mais suporte para as suas costas e mais acolchoamento para o bebê.

Opções para dormir

- Um moisés é bonito e confortável para o bebê, mas lembre-se de que será usado apenas por dois meses. Por isso, não vale a pena pagar muito caro.
- Um berço é essencial e irá durar anos, principalmente se você escolher um que pode ser transformado em cama. O mais importante é o colchão. As colunas em crescimento precisam do melhor suporte, por isso, esta deve ser uma prioridade no seu orçamento. Não compre um colchão usado, já que ele pode trazer bactérias perigosas.

Monitorando seu bebê

- Monitores de bebês variam muito em termos de preço. Escolha um adequado ao seu estilo de vida. Ele precisa ter um alcance extenso o bastante para que você ouça o bebê onde quer que esteja na casa. Outros recursos – como tela de vídeo, a possibilidade de responder e opções de música – são luxos.

Higiene do bebê

- Fraldas são um grande investimento. Em cinco meses, você terá gasto o mesmo em fraldas descartáveis que teria gasto em um estoque inicial de fraldas reutilizáveis. Procure opções menos caras.
- Uma banheira para o bebê é útil e barata, mas não essencial.
- Uma mesa para trocar fraldas permite que você organize toda a parafernália do bebê em um único lugar e é uma boa opção se você tiver problemas de coluna e achar difícil trocar o bebê no chão. No entanto, é um móvel grande, volumoso e, geralmente, caro, que toma um espaço considerável.
- Uma bolsa para trocar fraldas não é essencial. Você pode usar uma sacola e uma toalha se precisar. Porém, se você comprar uma, lembre-se de que irá usá-la por pelo menos dois anos, portanto, procure um modelo do qual você não se canse e que possa ser usado com uma mão só, se você tiver de abrir a bolsa enquanto segura o bebê com o outro braço.

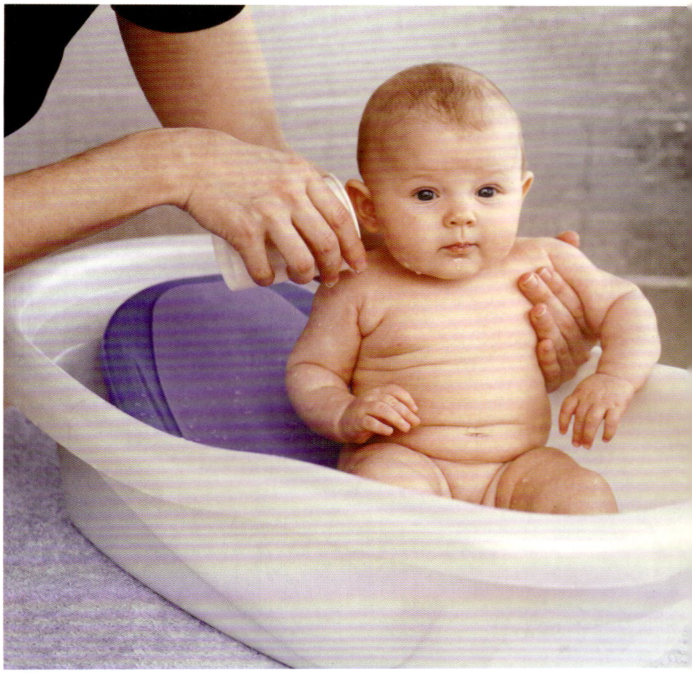

Uma banheira para bebês é uma peça barata que permite que você dê banho no seu filho em uma altura confortável.

LIDANDO COM OS CUSTOS

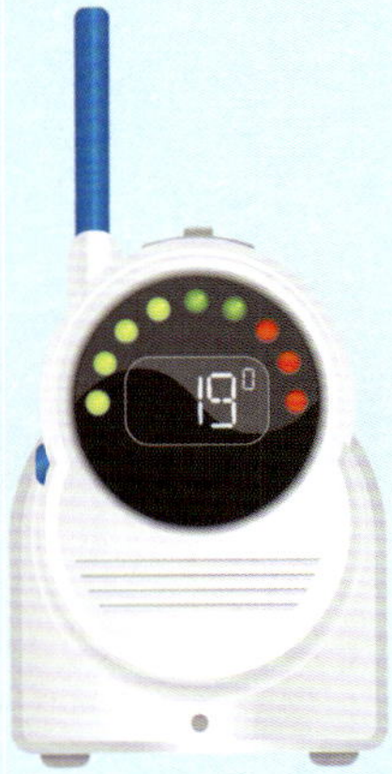

Itens básicos podem ser tão bons quando marcas luxuosas se você fizer as compras com cuidado.

- Priorize a compra do bebê conforto para o carro, do berço e do carrinho de bebê.
- Guarde dinheiro desde o início da gravidez, alguns reais por semana logo se somarão.
- Faça um chá de bebê. Pode economizar muito dinheiro e você pode fazer uma lista, como a lista de casamento, das coisas que quer ou de que precisa para o bebê.
- Nem sempre compre coisas novas. Embora alguns itens, como a cadeira para o carro e o colchão, devam ser comprados novos, a maioria dos itens pode ser encontrada usada em boas condições.
- Pegue algumas coisas emprestadas de amigos. Elas terão para onde voltar quando você terminar de usá-las.

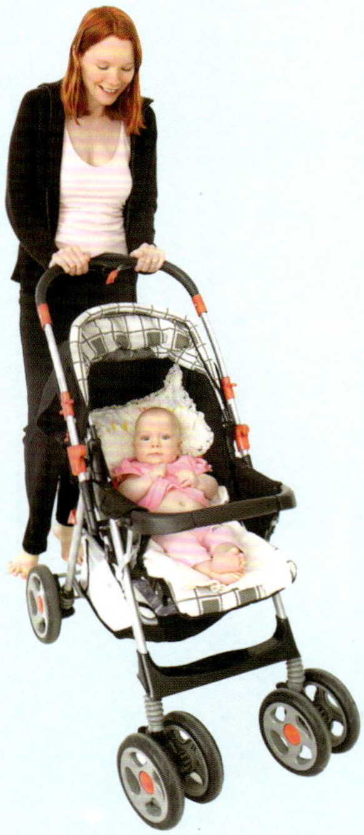

Decorando o quarto do bebê

Você não precisa gastar uma fortuna para montar um belo quarto para o seu bebê, mas tem de garantir que seja aconchegante, acolhedor, prático e seguro. A preparação dele também tem de ser segura para você. Lembre-se de que muitas tintas antigas contêm chumbo, que é muito tóxico. Por isso, raspar a pintura antiga (principalmente se ela data da década de 1970) é um trabalho que você deve deixar para outra pessoa. As tintas modernas não têm chumbo, mas você também pode escolher tintas com cheiro mais fraco (que não deixarão vapores no ar quando seu bebê chegar) e tintas ecológicas, feitas com materiais orgânicos que também provocam menos danos ao meio ambiente.

ROSA OU AZUL?

Há uma razão biológica para que meninas prefiram o rosa e meninos prefiram o azul. Tem origem nos nossos dias de caçadores-coletores, quando as mulheres eram as principais coletoras e precisavam de um radar próprio para achar frutas maduras e vermelhas. Isso não será um problema para o seu bebê, mas, mesmo assim, você pode se sentir muito tentada a decorar o quarto em um gracioso rosa ou azul-bebê, o que é ótimo para os primeiros anos de vida do seu filho. Porém, se você quer um quarto que cresça com a criança por mais alguns anos antes de ter de começar tudo de novo, escolha um creme neutro ou verde pálido. Uma borda com um bonito papel de parede pode iluminar um quarto sem cores e será barata e fácil de trocar quando você quiser um novo visual.

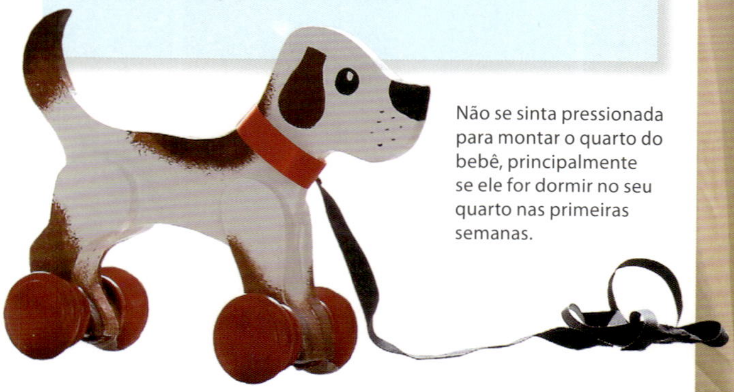

Não se sinta pressionada para montar o quarto do bebê, principalmente se ele for dormir no seu quarto nas primeiras semanas.

Sempre aconchegante

Certifique-se de que o quarto do seu bebê é bem aquecido e ventilado. O ideal é que seja bem iluminado e arejado e fique bem próximo do seu quarto. Use um forro de blackout nas cortinas ou uma persiana para que ele fique aconchegante durante as curtas noites de verão. Um termômetro para o quarto é uma boa ideia, para que você possa verificar se ele mantém a temperatura estável entre 20 e 22 °C à noite.

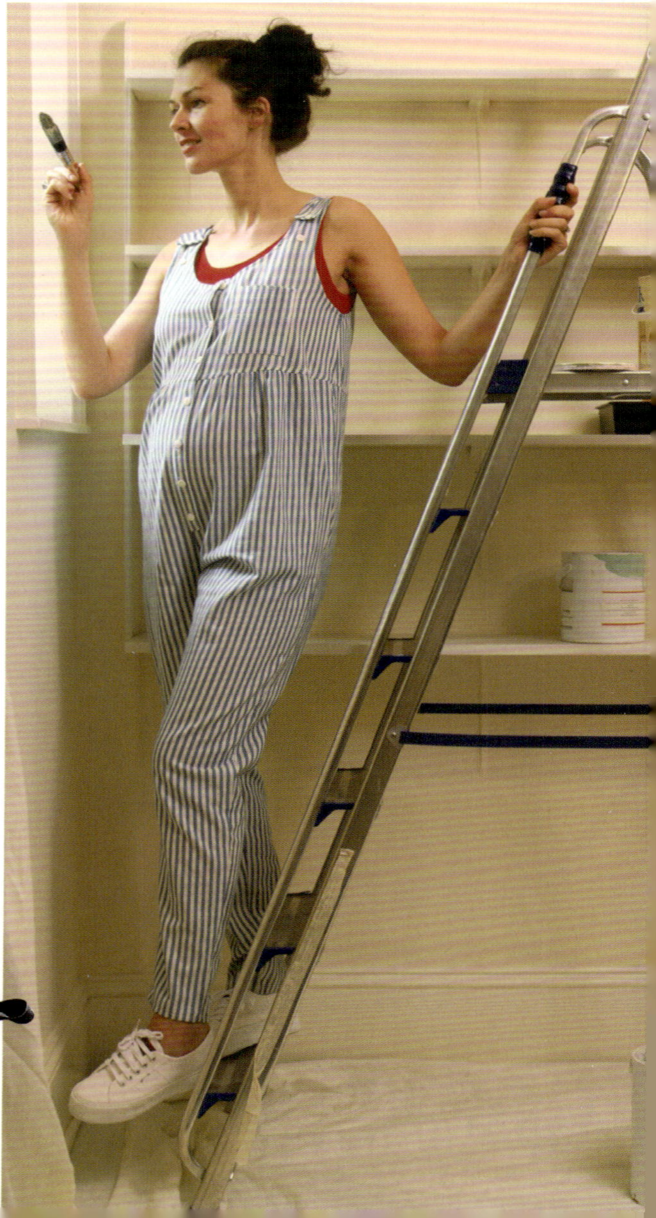

FAÇA VOCÊ MESMA

Se você gosta de artesanato, seu bebê é a desculpa perfeita para tirar o kit de costura da gaveta.

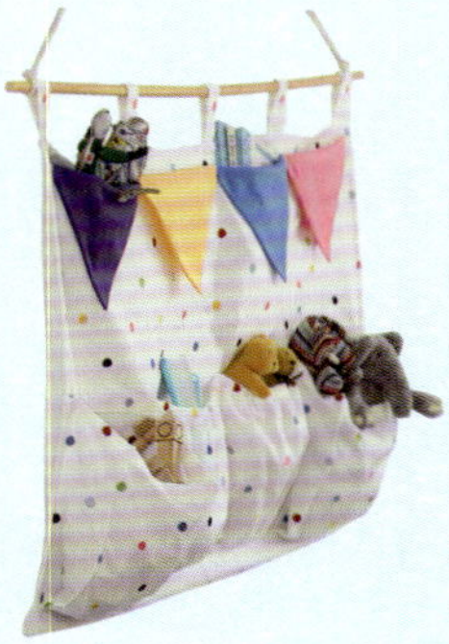

- Faça um cobertor de lã reversível com o dobro da espessura. Comece com dois cortes de tecido de lã em cores contrastantes, por exemplo, creme e azul pálido ou creme e rosa pálido. Separe tecido suficiente para cortar um monograma de cada pedaço e ainda ter sobra suficiente para preencher o berço do bebê. Corte monogramas arredondados, já que a lã não é adequada para cortes retos e acentuados. Corte os pedaços do cobertor no tamanho certo e costure os monogramas no lugar com pontos de alinhavo (o colorido no creme e vice-versa). Depois, finalize com um ponto caseado caprichado com uma linha de seda para bordado na cor creme. Costure os dois pedaços com ponto de alinhavo a aproximadamente 2,5 cm das bordas e, depois, corte a camada creme cerca de 1,25 cm menor do que a colorida. Dobre a borda colorida sobre a camada creme e finalize com uma borda em ponto caseado com a linha de seda creme para bordado.

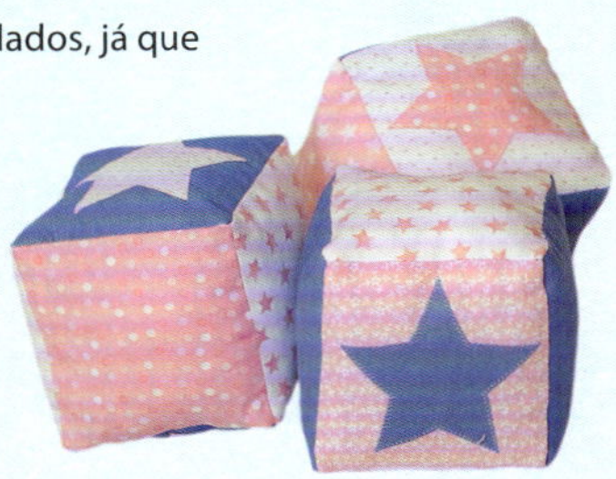

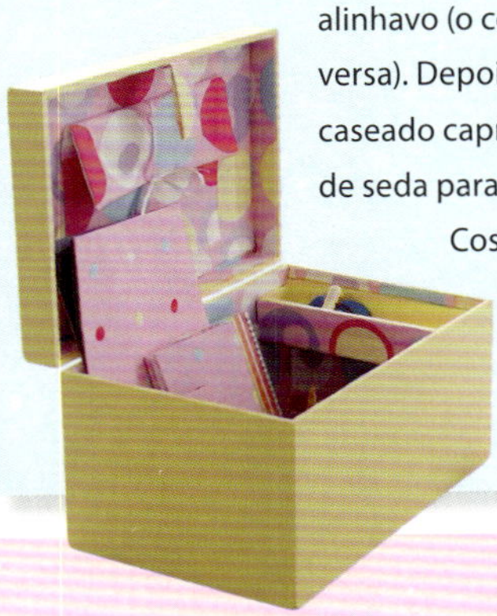

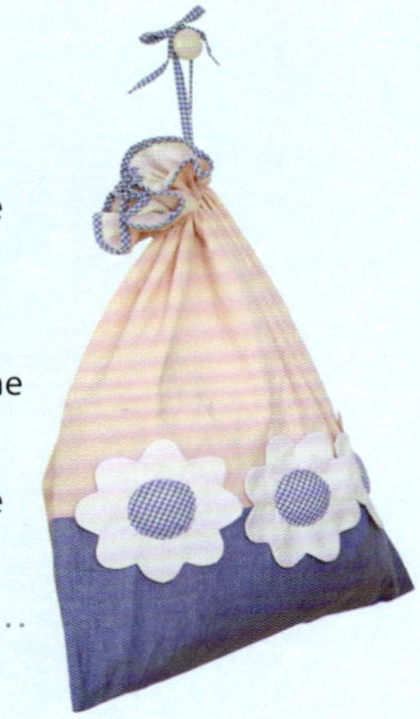

- Uma bolsa para lavar as roupas será muito útil. Faça a sua usando tecido de algodão puro, que é fácil de jogar na máquina de lavar sempre que for necessário. Use tecido suficiente para fazer uma fronha de travesseiro grande e decore com apliques de flores, números ou letras. Dobre a borda da abertura e costure para fazer uma passagem para um cordão.

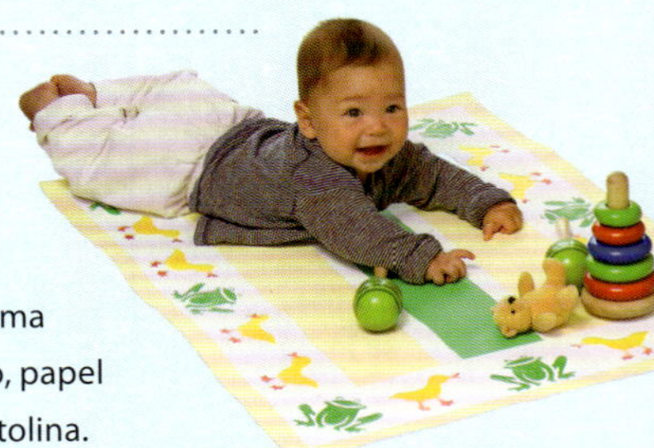

- Faça o seu próprio móbile cortando formas de espuma para artesanato, papel colorido ou cartolina. Pendure-os usando um cabide de arame velho (você pode moldá-lo antes) e fio de náilon.

- Pinte uma grande caixa para combinar com o quarto e decore-a com imagens divertidas para fazer uma caixa de brinquedos.

MELHORES COMPRAS

- Um berço com a lateral móvel.
- Termômetro para o quarto.
- Uma cadeira confortável para amamentação ou de balanço para você.
- Uma cômoda.
- Piso lavável e tapetes que não escorregam.
- Uma caixa de brinquedos.
- Uma boa fonte de luz com controle de intensidade para a noite.
- Uma arara para roupas ou toalhas.

Itens básicos para o bebê

Mesmo roupas para recém-nascidos agora têm tamanhos diferentes. Compre com cuidado, tendo em mente o tamanho estimado do seu bebê (pergunte à parteira). Se espera ter um bebê muito pequeno, você pode ter de enrolar as mangas de roupas de tamanho normal até os ombros dele. Se o seu bebê provavelmente for grande, leve em conta que ele pode não servir mais em uma roupa de tamanho normal após usá-la poucas vezes. É importante não colocar roupas muito apertadas no bebê, pois os ossos dele não são tão firmes e podem se machucar com facilidade de forem contraídos.

Materiais artificiais, como não são porosos, são ótimos para roupas que são sobrepostas a outras e para sacos de dormir, mas as misturas de lã e algodão oferecem mais maciez e aquecimento para *bodys* e macacões que ficarão em contato com a pele do bebê.

A maioria dos bebês fica de macacão dia e noite quando são bem pequenos. Se você preferir camisolas (úteis para trocas de fraldas rápidas durante a noite, quando você não quer agitação para voltar logo a dormir), escolha do estilo raglan, para permitir liberdade movimento e crescimento. Botões e botões de pressão são mais seguros do que laços, cordões e fitas nos *bodys*.

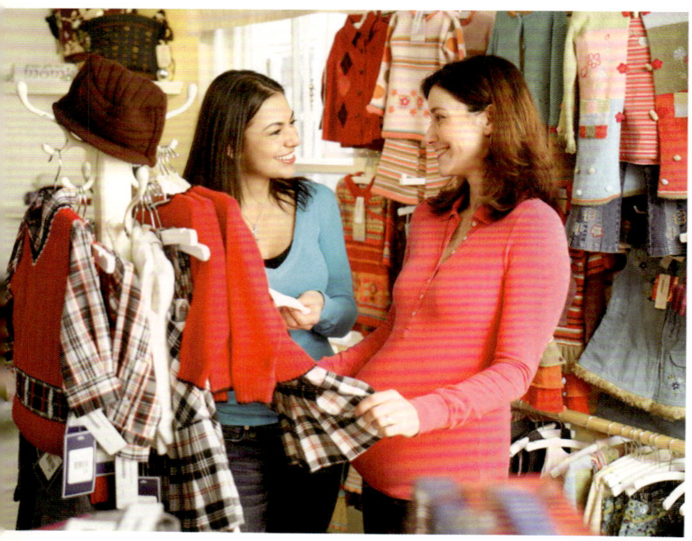

GUARDA-ROUPAS BÁSICO

- Três ou quatro bodys com uma abertura elástica fácil para a cabeça, em algodão celular ou mistura de lã e algodão.
- Três ou quatro macacões felpudos para o dia e para a noite.
- Dois ou três cardigãs ou casaquinhos de crochê com mangas de estilo raglan.
- Dois sacos de dormir adequados para serem usados sobre um macacão durante a noite (para que o bebê não chute os cobertores e passe frio).
- Quatro a seis cobertores de flanela de algodão para berços portáteis (ou para o berço, se você não for usar um moisés ou berço portátil).
- Dois ou três cobertores de algodão celular.
- Babadores, para limpar saliva e vômito.
- Fraldas.
- Um chapéu (de algodão ou lã, de acordo com a estação/temperatura).

Shopping for baby clothes and other essentials is a fun way to bond with a pregnant friend.

Mantendo o bebê limpo

Muitos especialistas recomendam que não se use nenhum produto químico em um bebê recém-nascido, por isso, procure produtos que não farão mal à pele do bebê. Produtos com calêndula são especialmente bons para a pele de bebês (você pode encontrá-los em lojas de produtos naturais). Você também vai precisar de:

- Duas ou três toalhas macias com capuz.
- Uma flanela macia.
- Um ou dois suportes macios de toalha para trocar o bebê.

BOLSA DO BEBÊ PARA O HOSPITAL

ITEM	SIM
BODYS	
MACACÕES	
CHAPÉU	
UM MACACÃO GROSSO PARA SER USADO POR CIMA DE OUTRO OU CARDIGÃ PARA IR PARA CASA	
UM PACOTE DE FRALDAS PEQUENAS	
BABADORES	

Compras do bebê

Use este espaço para verificar quais itens básicos para o bebê você já juntou.

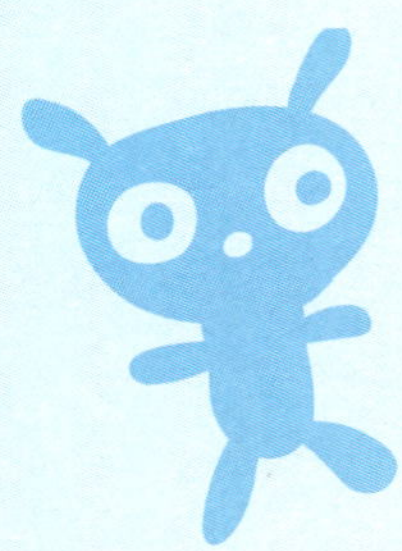

Presentes

Item

De — Cartão de agradecimento enviado

Item

De — Cartão de agradecimento enviado

Item

De — Cartão de agradecimento enviado

Item

De — Cartão de agradecimento enviado

Item

De — Cartão de agradecimento enviado

Item

De — Cartão de agradecimento enviado

Item

De — Cartão de agradecimento enviado

Item

De — Cartão de agradecimento enviado

Item

De — Cartão de agradecimento enviado

Item

De — Cartão de agradecimento enviado

Itens emprestados

Item

De Cartão de agradecimento enviado

Item

De Cartão de agradecimento enviado

Item

De Cartão de agradecimento enviado

Item

De Cartão de agradecimento enviado

Item

De Cartão de agradecimento enviado

Item

De Cartão de agradecimento enviado

Item

De Cartão de agradecimento enviado

Item

De Cartão de agradecimento enviado

Item

De Cartão de agradecimento enviado

Item

De Cartão de agradecimento enviado

O que há em um nome?

A escolha do nome do bebê é uma das decisões mais importantes que você irá tomar, afinal, você (e ele ou ela) ficará presa ao nome por muito tempo! Se você não quer um nome que não provocará pânico quando você gritá-lo no parquinho (o que você fará um dia!), aqui estão algumas dicas para ajudá-la a ter ideias.

Ouça o som

Pratique falar o nome do bebê em voz alta, junto com o seu sobrenome. Ele é incômodo e estranho, irritante ou melodioso? Parece respeitável ou infantil? Seu filho ficará preso a esse nome para o resto da vida... Ou pelo menos você espera que ele não o mude assim que tiver idade suficiente.

Quando pensar no som do nome, vale a pena lembrar que nomes compridos costumam combinar melhor com sobrenomes curtos e vice-versa. Um nome terminado em vogal – como Bruno, Milo, Amélia ou Jéssica, por exemplo – não combina muito bem com sobrenomes que também começam com vogais. Também não é uma boa ideia que o nome e o sobrenome rimem, por exemplo: João Assunção ou André José. Pense na sonoridade do nome quando seu filho for adulto também e evite jogos de palavras como Caio do Valle e Décio Machado.

Que seja especial

Ele é único? Um nome incomum fará de seu filho uma pessoa mais memorável do que um nome comum... Você quer que ele seja conhecido como João A ou João B? No entanto, se o nome for tão incomum que as pessoas nunca tenham ouvido antes, ou não consigam pronunciar, o seu filho pode estar diante de anos e anos de constrangimento todas as vezes que tiver que dizer seu nome e, depois, repetir ou soletrar.

Qual é o nome dos seus parentes? Explore nomes antigos da família para ver se há algum que você gostaria de ressuscitar. Nomes da geração dos seus avós ou bisavós se tornaram populares para os nossos bebês.

Você quer um nome com significado religioso ou histórico? Na França, é comum dar à criança o nome do santo associado ao dia do seu nascimento. Algumas famílias têm o costume de passar o mesmo nome para todos os primogênitos. Ou você pode ter outro motivo especial, com base na sua vida, para escolher um determinado nome. Um hobby pode inspirá-la, por exemplo.

Você quer dar ao seu filho um nome alternativo? Às vezes, é melhor deixar os nomes mais excêntricos como nomes do meio, seu filho ainda terá a opção de usar o nome mais para frente, se combinar mais com a personalidade dele do que o primeiro nome. Da mesma maneira, se você decidir dar ao bebê um nome muito estranho, por que não escolher um nome mais tradicional para segundo nome, como alternativa?

Muitas expectativas?

Se você achar que o nome do bebê pode afetar a personalidade dele, consulte a enorme quantidade de livros sobre o significado dos nomes. Por exemplo, você sabia que Amélia significa "trabalhadora", Antônia é "de valor inestimável", Winston é "alegria" e Ziggy significa "livrar-se da raiva"?

Dedique algum tempo para verificar se não vai chamar seu filho de algo que poderia ser constrangedor quando as iniciais forem escritas na mochila dele. Sônia Oliveira Lima fica lindo, mas Eric Cintra Aguiar, não!

Pense nos apelidos. O nome do seu filho poderia ser abreviado para algo que provavelmente vá deixá-lo constrangido? E, se você der ao seu filho um nome como Senhor, Júnior ou Herói, pense em como ele vai lidar com isso.

Top 10 dos nomes

Meninos	Meninas
Gabriel	Júlia
Davi	Sophia
Miguel	Isabella
Arthur	Maria Eduarda
Matheus	Giovanna
Lucas	Beatriz
Guilherme	Manuela
Pedro	Rafaela
Gustavo	Mariana
Felipe	Gabriela

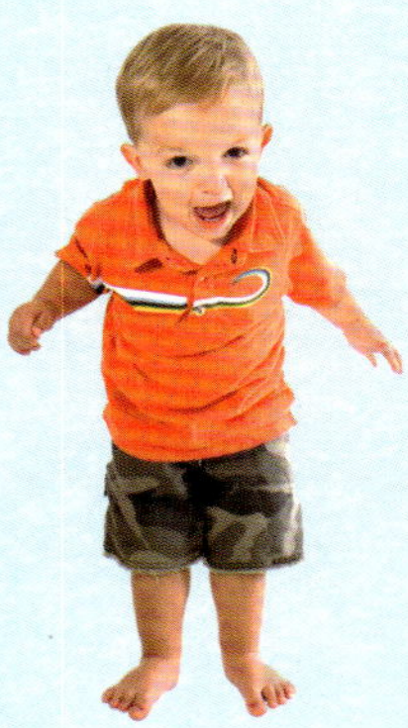

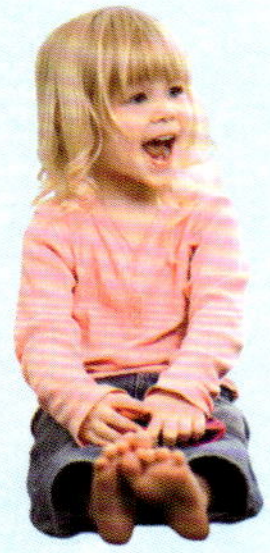

Meus nomes favoritos

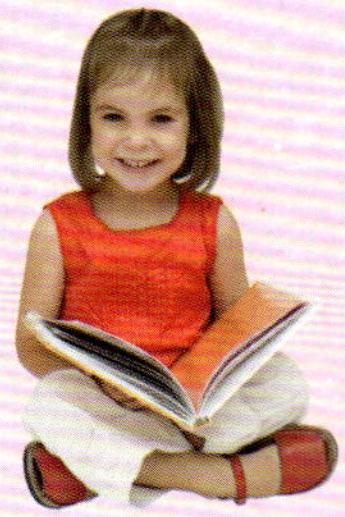

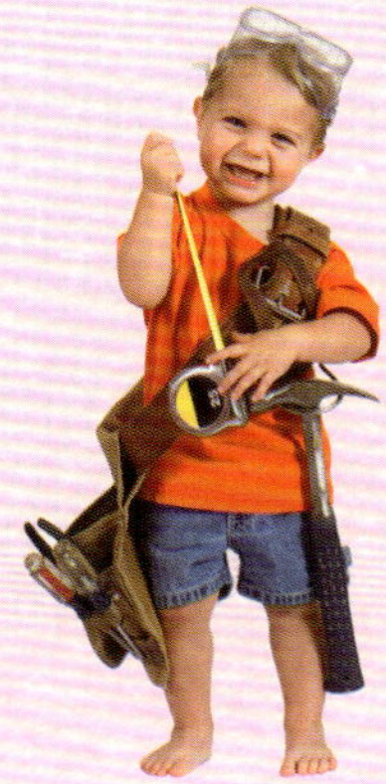

Planejamento do bebê

O que eu preciso comprar

Perguntas para o meu médico

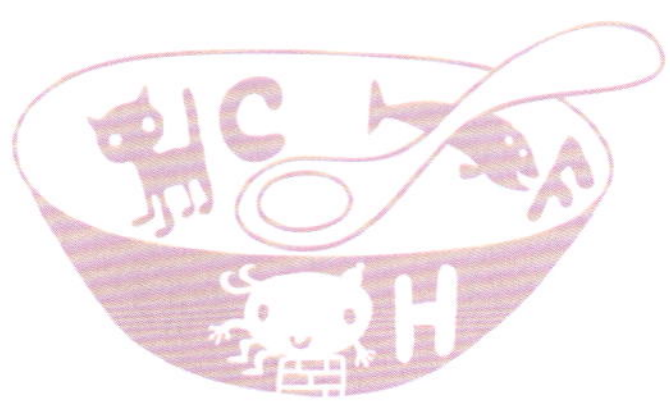

Planejamento do bebê

Preparativos pré-bebê

Informações especiais e preparativos

Para mim

Para o bebê

Para meu parceiro

Informações especiais e preparativos

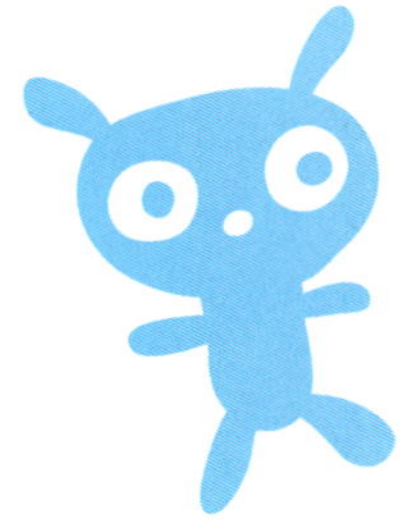

Para bichos de estimação

Para familiares

Refeições para congelar

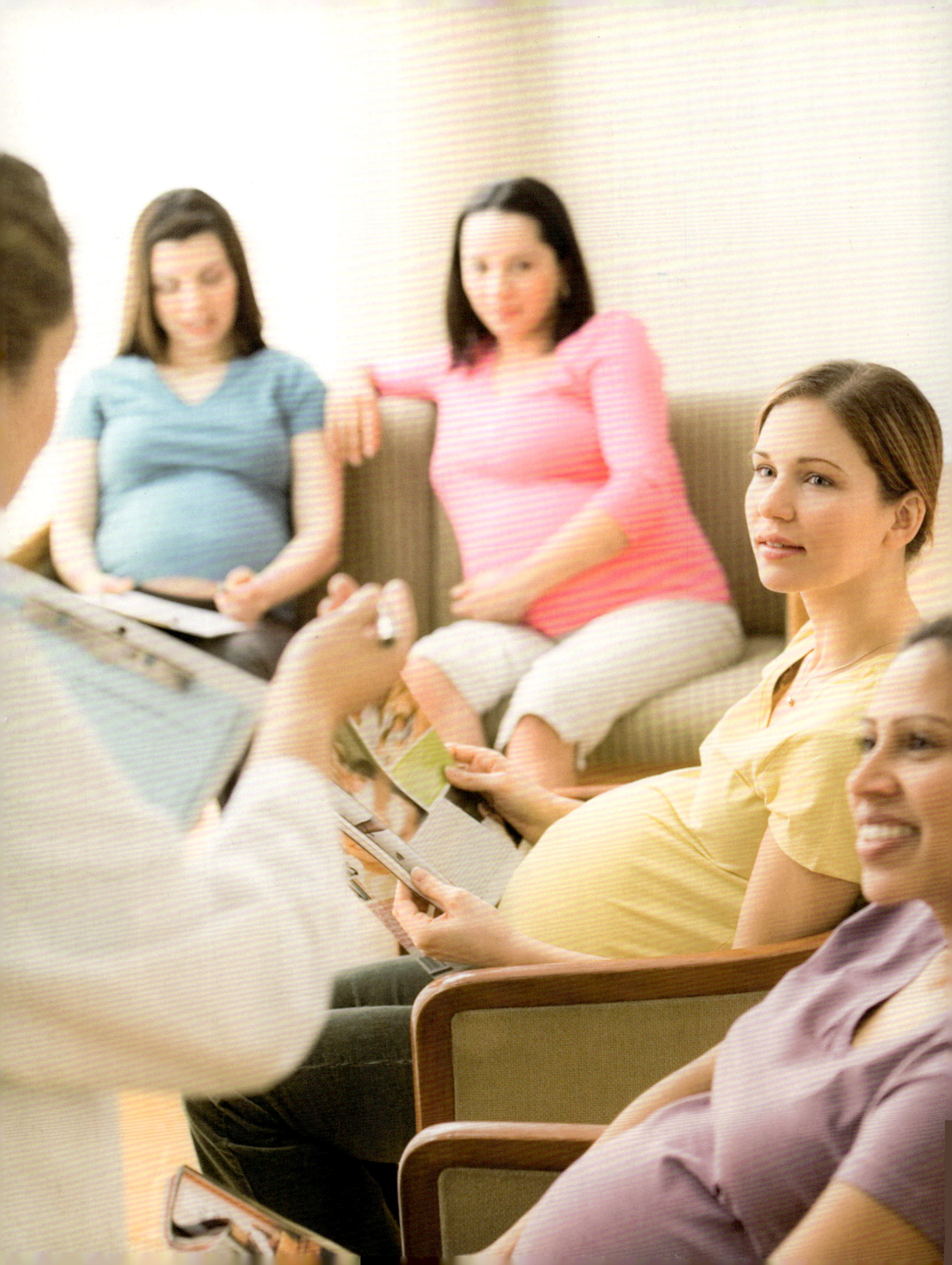

Dando à luz

O parto em si é uma viagem ao desconhecido. Você pode perguntar a cem mulheres diferentes como foi para elas e terá cem histórias diferentes. Para algumas, é rápido e fácil, para outras, é longo e árduo. Tudo o que resta é esperar e ver como o seu será. As dicas do capítulo anterior ajudaram-na a se preparar para o nascimento; agora, descubra o que você pode esperar no seu grande dia.

Entrando em trabalho de parto

Você pode ter sentimentos ambíguos em relação ao parto. É o momento em que a chegada do seu bebê é, por fim, iminente, mas ninguém pode prever quão rápido e fácil, ou longo e complicado, o processo será.

Durante toda a sua gravidez, você terá tido contrações de treino ocasionais, conhecidas como contrações de Braxton Hicks. Conforme o dia D se aproxima, elas ficarão mais fortes e frequentes. Sintomas pré-parto, que podem começar um mês antes do parto em si – ou, às vezes, somente uma hora antes –, incluem:

- Cólicas na pélvis e no reto.
- Dor persistente na parte inferior das costas.
- Mudança nos níveis de energia – para melhor ou pior.

INÍCIO DO PARTO

Esteja você em casa ou no hospital na primeira fase do parto, tente ficar relaxada, isso ajuda no processo. É um bom momento para usar os exercícios de relaxamento que aprendeu no capítulo anterior.

- Uma boa ideia é comer alimentos que dão muita energia, como massas, bananas ou torradas com mel, mas verifique com a parteira ou o médico, à medida que o parto progride, se você pode continuar comendo ou bebendo.

- Um banho morno pode ser reconfortante no início do parto. Acrescente óleos essenciais de sálvia esclareia e olíbano à água, misturados com base para espuma de banho sem aroma. A sálvia esclareia irá tonificar seu útero e fortalecer as contrações. O olíbano é bom para deixar a respiração mais profunda, o que ajuda a relaxar.

- Andar pode ajudar a combater as dores das contrações e ficar de cócoras em um pequeno banco entre as contrações ajuda a abrir a pélvis.

PROVAVELMENTE SERÁ A HORA DO PARTO SE:

- Suas contrações estiverem aumentando e mudar de posição não ajudar.
- Suas contrações ficarem mais frequentes e dolorosas.
- Perda do tampão mucoso – uma secreção rosa ou com sangue que escorre pela vagina, à medida que o colo do útero se dilata, rompendo capilares.
- A bolsa de água estoura.

Se você acha que pode estar em trabalho de parto, avise seu médico ou parteira imediatamente. Eles dirão o que fazer em seguida. Não deixe que o medo de passar vergonha se não for mesmo a hora do parto a impeça de fazer isso e não demore, a menos que tenha planejado um parto em casa! Embora o início do parto possa ser o começo de uma longa espera, o processo é imprevisível e você tem de estar preparada para um parto rápido também.

O apoio do seu parceiro durante o parto será um conforto e ajudará os dois a se sentirem envolvidos no processo.

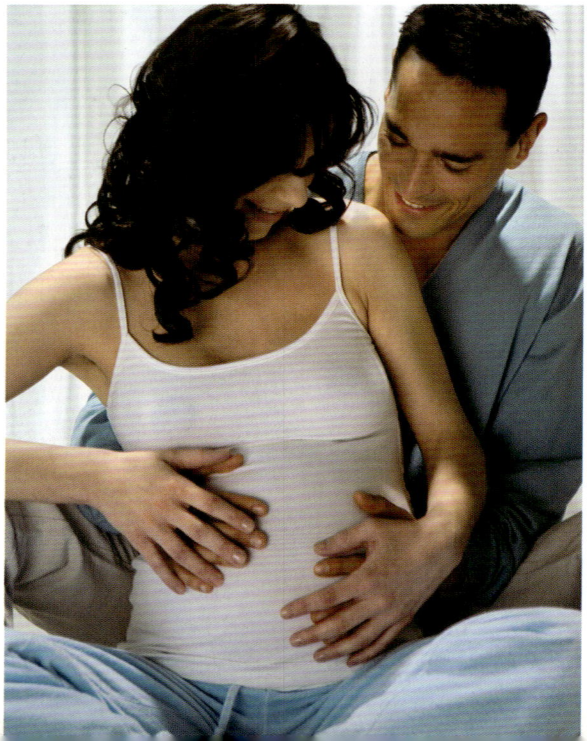

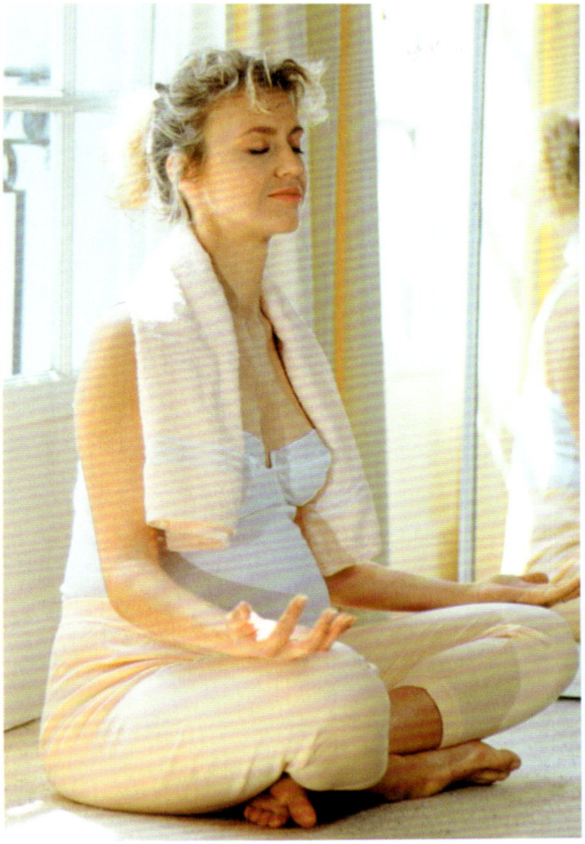

Lembre-se dos exercícios relaxantes de ioga e respiração que você aprendeu. Eles são valiosos durante o parto.

TENTE ISTO EM CASA

Aqui temos um exercício de respiração simples que a ajudará a relaxar:

- Inspire devagar por uma narina, fechando a outra com a pressão do dedo. Enquanto inspira, sinta seu diafragma descer suavemente. Expire, bem devagar, pela narina oposta, mantendo a primeira fechada. Ao expirar, imagine que está mandando a respiração por todo o seu corpo. Continue até se sentir mais calma e relaxada.

AJUDANDO A COMEÇAR

Se o parto demorar a começar, tente o seguinte:

- **COMA CURRY** Alimentos temperados são ótimos se seu bebê estiver atrasado, já que têm efeito similar (embora não tão intenso) ao antigo óleo de rícino, estimulando os intestinos, o que, por sua vez, ajudará a disparar o início do parto (embora ninguém saiba exatamente por quê).

- **FAÇA AMOR** O sêmen contém prostaglandina natural. No hospital, você provavelmente receberá prostaglandina sintética para induzir o parto.

- **USE A GRAVIDADE** No início do parto, ficar ereta e mover-se tanto quanto possível ajudará, incentivando a cabeça do bebê a descer e exercendo mais pressão no colo do útero. Dê uma volta ou dance pela casa um pouco. Ficar ereta estimula um bom fluxo de sangue e oxigênio para o bebê, permitindo que ele fique em boa condição durante o parto.

- **DIMINUA AS LUZES** Seu corpo precisa se sentir seguro, protegido e relaxado antes que os hormônios possam realmente começar a trabalhar e o parto possa acontecer sem dificuldade.

- **ESTIMULE OS SEUS MAMILOS** Aqui está algo que seu parceiro pode fazer. Passar a mão ou massagear os mamilos ajuda a iniciar a liberação do hormônio oxitocina, que ajuda o parto a acontecer. Em testes, a estimulação dos mamilos provou-se mais efetiva do que a pitocina, o hormônio sintético administrado por injeção para induzir as contrações.

Quanto tempo irá durar?

Quanto tempo o parto irá durar? A resposta é "ninguém sabe". Pode ser incrivelmente rápido – algumas mulheres nem percebem que estão em trabalho de parto até estarem prontas para o nascimento. Por outro lado, como suas amigas lhe dirão, pode ser laboriosamente devagar. Porém, você pode ficar em trabalho de parto por mais de 20 horas, se for sua primeira gravidez, antes de ser considerado um "parto longo", ou mais de 14 horas, se já tiver tido um filho antes.

O parto é dividido em três estágios e, só para deixá-la mais confusa, o primeiro estágio é dividido em duas subseções: início do parto (quando sua dilatação está, no máximo, com 4 cm – consulte as páginas 70 e 71) e parto ativo (quando a dilatação está com 4 a 10 cm). O colo do útero tem de estar com dilatação de 10 cm antes de você estar pronta para ter o bebê e é isso que a parteira ou o médico estará monitorando de perto. Mesmo que você sinta vontade de empurrar, eles pedirão que você resista até estar pronta de verdade.

PAPO DE MULHER

Todas as mulheres que já tiveram um bebê têm uma história para contar e você nunca terá tanto interesse nas histórias delas sobre o parto quanto agora. Explore sua curiosidade e faça perguntas a suas amigas, irmãs, avós, mãe e qualquer outra mulher que queira conversar. Junto a histórias de longas esperas, soluções para as dores e alegria, você vai conseguir dicas úteis.

É importante sentir que você pode confiar na parteira ou no médico que está cuidando de você em todos os estágios do parto.

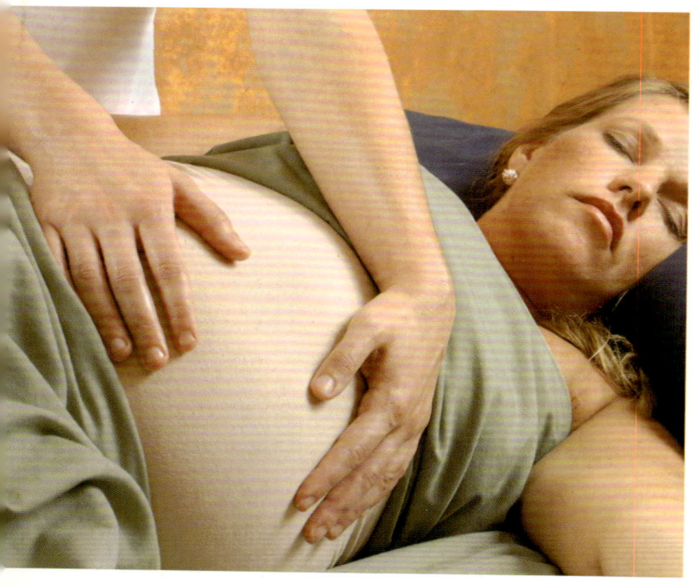

Parto ativo (parte do estágio 1)

Durante o parto ativo, seu útero se contrai para puxar o colo do útero sobre a cabeça do bebê; ele também se move para frente para empurrar o bebê para baixo contra o colo do útero, assim, a pressão da cabeça dele ajuda abrir o colo. Quanto mais relaxada você estiver, melhor seu útero irá trabalhar. O parto ativo dura, em média, de cinco a sete horas, mas há muita variação. Por exemplo, o útero consegue mais resultado em menos tempo se as contrações se tornarem mais fortes, longas e frequentes (com três ou quatro minutos de distância e duração de 40 a 60 segundos). Cada contração deve ter um pico bem definido, mas podem não ser tão regulares quando você imagina.

Fique o mais ereta possível e incline-se para frente, nunca para trás. Ajoelhar-se sobre um pufe ou uma pilha de travesseiros pode ser confortável, ou tente se encostar nos baços do seu parceiro. Ajoelhar e se apoiar nas mãos é uma posição muito usada e permite que você balance o corpo de um lado para o outro durante uma contração. Seu parceiro também pode alcançar suas costas com facilidade se você quiser um carinho ou massagem.

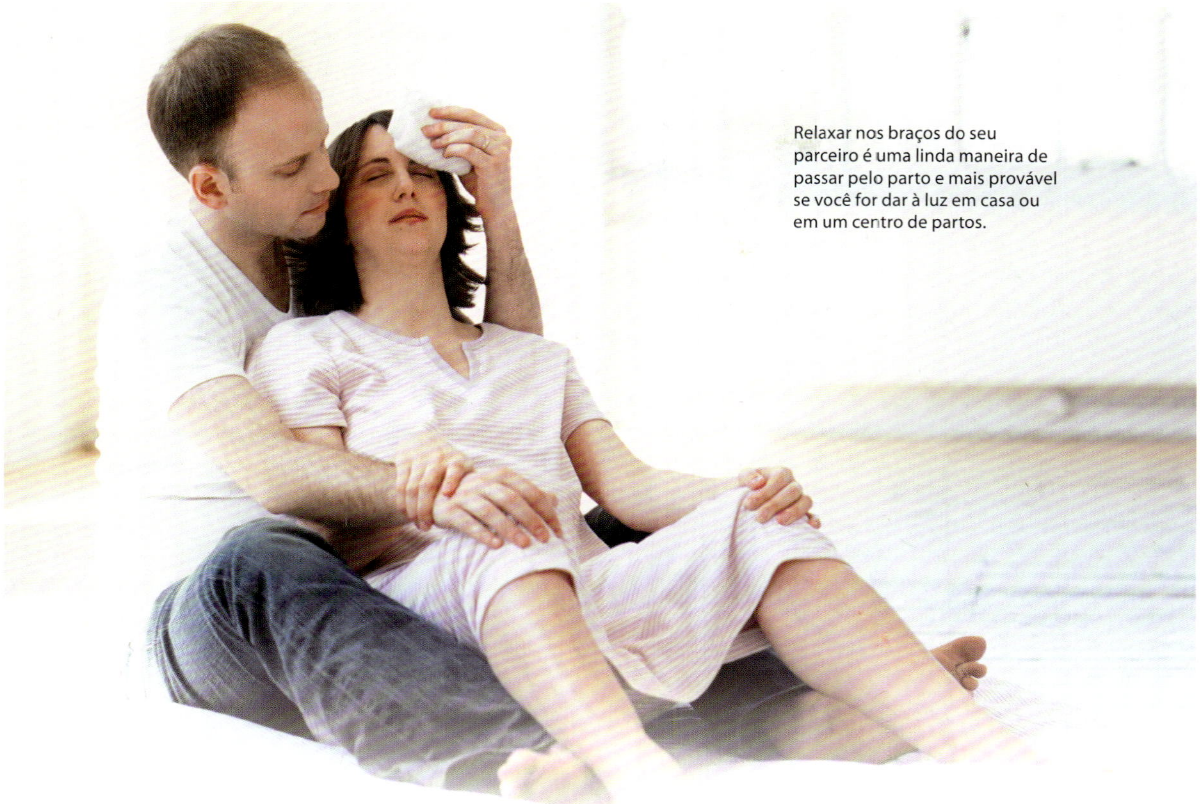

Relaxar nos braços do seu parceiro é uma linda maneira de passar pelo parto e mais provável se você for dar à luz em casa ou em um centro de partos.

Este é o momento de focar na sua respiração para deixar de ficar tensa com a dor. Expire pela boca. Suspirar ou gemer com força ajuda bastante.

Transição

No final do parto ativo, você sentirá uma vontade irresistível de empurrar o bebê para fora. Nesse momento, o médico ou a parteira fará um exame vaginal para verificar se você já está com quase 10cm de dilatação. Assim que estiver, você poderá começar a empurrar.

Nascimento (estágio 2)

Muitas mulheres conseguem um segundo fôlego que facilita a tarefa de empurrar o bebê. Escolha a posição para empurrar e fique confortável. Meio sentada, de cócoras ou com as mãos e os joelhos no chão são posições que colocam a gravidade do seu lado para ajudar. Ouça bem o seu corpo e, quando sentir vontade de empurrar, dê o melhor de si. A cabeça do bebê irá esticar a pele do períneo e emergir, seguida pelos ombros e o restante do corpo. Podem ser necessárias várias contrações, mas as mãos do médico ou da parteira estarão por perto para garantir que ele saia em segurança. Outra vantagem de ficar com os joelhos e as mãos apoiados no chão é que existe menos risco de laceração.

Se você estiver empurrando há mais de duas horas, ou três horas com uma anestesia epidural, pode ser que o médico queira usar o fórceps ou realizar uma cesariana para tirar o bebê, porém, se você estiver fazendo algum progresso, ainda que lento, e você e o bebê estiverem bem, pode ser que o parto normal ainda possa acontecer.

Eliminando a placenta (estágio 3)

Depois do nascimento do seu bebê, seu útero continuará a se contrair para expelir a placenta. Podem pedir que você empurre novamente, contra a mão do médico ou da parteira, posicionada na parte inferior do abdômen, enquanto eles puxam delicadamente o cordão umbilical com a outra mão.

Alívio da dor

Lendo uma descrição crua dos estágios do parto, é difícil imaginar como você e seu corpo realmente irão lidar com o evento, e o alívio da dor é um assunto urgente para as futuras mães. Vários fatores influenciam no nível de dor do parto, inclusive o tamanho e a posição do bebê, a força das contrações uterinas e sua própria tolerância à dor. Nenhuma mulher consegue prever que tipo de dor ela terá durante o parto ou como ela irá lidar com isso. Tente ter uma mente aberta para as suas necessidades.

Pergunte na clínica onde você fez o seu acompanhamento pré-natal que tipos de alívio para dor estão disponíveis na sua área. É possível chegar ao hospital achando que vai receber determinados remédios e descobrir que a mais recente política desencoraja o uso deles. O método que você decidir usar (se usar algum) depende da sua preferência, das recomendações do seu médico e da disponibilidade do local onde acontecerá o parto. As opções que podem ser oferecidas incluem narcóticos, anestesia epidural e anestesia raquidiana.

O que levar em consideração antes de escolher:

- O que está envolvido no método?
- Como irá me afetar?
- Como irá afetar meu bebê?
- Qual é a rapidez do efeito?
- Por quanto tempo o alívio dura e pode ser combinado com outros métodos de alívio da dor?
- Em que estágio do parto o método está disponível?

Narcóticos

Eles são considerados o próximo passo depois dos métodos naturais de alívio da dor, como exercícios de relaxamento, respiração profunda, massagem e parto na água. Os narcóticos são remédios como a morfina, administrados em pequenas doses no

Saber que tipo de alívio para a dor está disponível fará com que você se sinta mais confiante quanto ao parto.

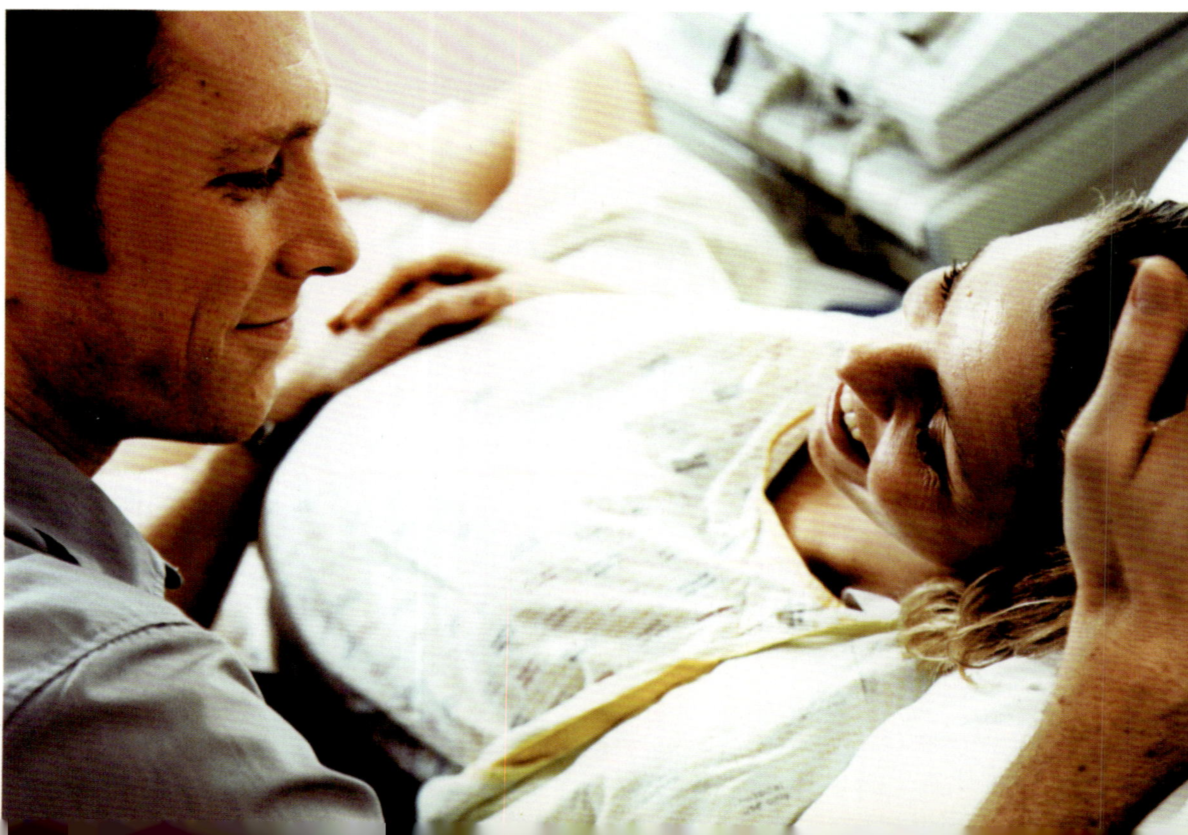

O JEITO DA NATUREZA

- A água estimula endorfinas naturais que aliviam a dor e sustenta seu peso.
- Os exercícios de respiração ensinados nas aulas pré-natais são uma das maneiras mais básicas, e mais efetivas, de lidar com a dor.
- Compressas quentes e frias podem aliviar a dor na parte inferior das costas.

início do parto, antes de você começar a empurrar. Os narcóticos agem rapidamente e podem eliminar os picos das contrações, deixando-a mais relaxada e menos consciente da dor. No entanto, eles também podem deixá-la enjoada e sonolenta, além de menos consciente do parto. O narcótico também atravessa sua placenta e chega ao bebê, que pode (raramente) precisar de uma injeção depois do parto para reverter os efeitos do remédio.

Epidural

Este é um procedimento no qual uma medicação é injetada na parte inferior das suas costas para adormecer os nervos que levam sinais de dor do seu ventre para o cérebro e proporcionar alívio contínuo da dor. A medicação geralmente é uma combinação de anestesia local e narcóticos, administrada por um tubo ligado à suas costas por uma agulha. Leva cerca de 20 minutos para que o procedimento faça efeito. Embora cerca de 90% das mulheres sintam um alívio total da dor com a anestesia epidural, e sua mente permaneça ligada durante todo o processo, você terá de ficar na cama e pode ser mais difícil empurrar, aumentando a probabilidade do uso do fórceps ou da ventosa. Talvez também seja necessário um cateter já que você não sentirá necessariamente vontade de urinar.

Raquidiana

Esta é uma injeção aplicada uma única vez diretamente no líquor, na coluna, e geralmente é administrada se houver a necessidade de alívio da dor em uma fase mais avançada do parto. O alívio é rápido e completo, mas dura apenas algumas horas. Hoje em dia, está se tornando comum receber uma combinação de anestesia raquidiana/epidural durante o parto, que oferece a vantagem do alívio rápido da raquidiana com o alívio contínuo da epidural.

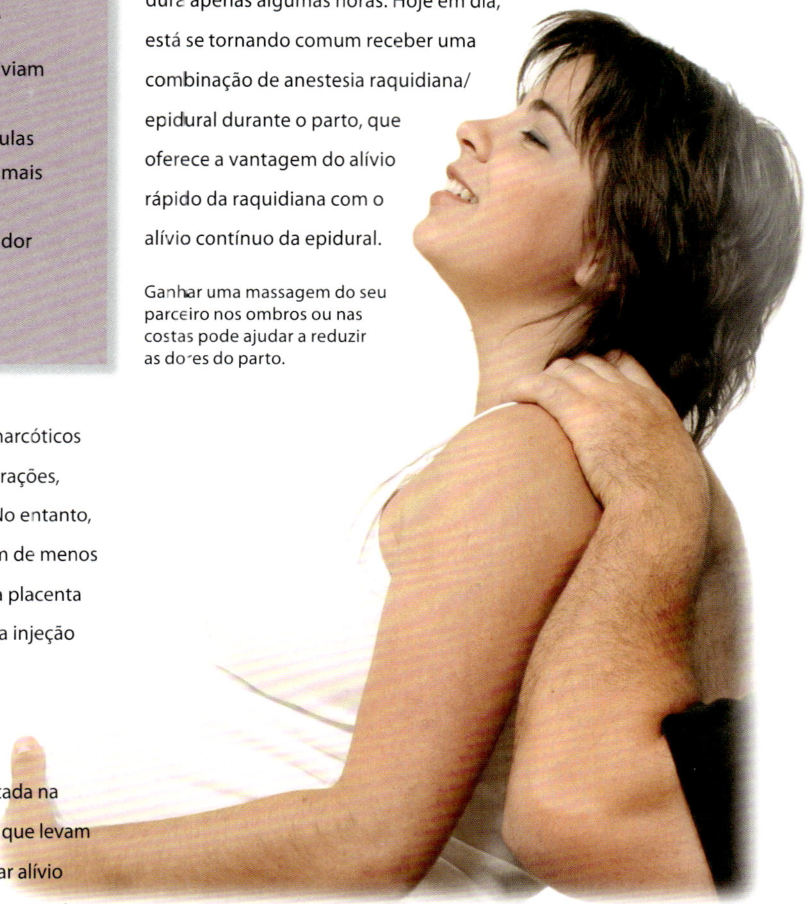

Ganhar uma massagem do seu parceiro nos ombros ou nas costas pode ajudar a reduzir as dores do parto.

TERAPIAS ALTERNATIVAS

- A aromaterapia pode facilitar o parto e reduzir a dor: um banho ou massagem com algumas gotas de óleo essencial de sálvia esclareia ajuda no parto.
- A acupuntura irá deixá-la relaxada e estimulará a liberação de endorfinas naturais, mas é necessária a presença de um acupunturista treinado.
- A homeopatia pode ajudar com complicações menores do parto. Se sentir uma dor insuportável durante a transição, tome camomila. A bryonia pode ajudar nas dores que pioram com movimentos ou toques.

Partos assistidos

Muitas mulheres precisam de ajuda médica para terem o bebê em segurança. Os métodos empregados incluem fórceps, sucção a vácuo e cesariana.

Cesariana

AUma cesariana pode ser recomendada mais cedo na sua gravidez por causa de alguma complicação conhecida e, nesse caso, você marcará uma data e saberá exatamente quando terá o bebê. Uma cesariana de emergência é realizada quando um problema é identificado durante o parto. Mesmo que você tenha uma gravidez sem problemas, a cesariana pode ser necessária e muitas mulheres desejam ter sido mais bem preparadas, já que não leram a respeito do procedimento por acharem que não aconteceria com elas.

Na verdade, cerca de uma em cada três mulheres que chegam ao hospital para seu primeiro parto passam por uma cesariana de emergência. A palavra "emergência" pode ser assustadora, mas a maioria das cesarianas não planejadas são executadas sem riscos. Em 40% dos casos, a decisão é tomada porque o parto está progredindo mais lentamente do que o esperado ou porque o bebê está mostrando sinais de esgotamento.

Embora seja uma operação, você ainda terá opções e um parto de cesariana pode ser uma experiência maravilhosa também. Se a operação for realizada com anestesia epidural, você poderá ver seu bebê assim que ele nascer e isso é muito importante para algumas mulheres, que sentem que perderiam o parto se estivessem inconscientes. Você pode pedir que a tela seja removida ou baixada para assistir à operação se quiser e também pode pedir que um membro da equipe ou seu parceiro tire fotos ou filme. Essas fotos serão preciosas para você se tiver de tomar uma anestesia geral e se sentir "deixada de fora" do seu próprio parto.

Se seu bebê estiver bem, e a maioria está, ele poderá ser enrolado em um lençol e deitado no seu ombro para que você e seu parceiro possam aproveitar a companhia dele pela primeira vez enquanto você recebe os pontos da cirurgia. Você também pode, se quiser, ter um contato pele a pele com seu bebê ou amamentá-lo na sala de cirurgia ou de recuperação.

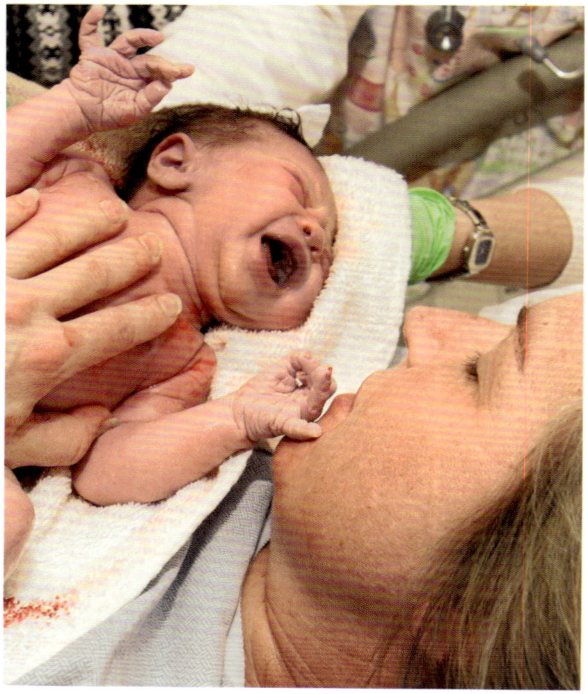

Ajudando o bebê a sair

Se descobrirem durante o parto que seu bebê está deitado em posição oblíqua ou transversal, a força das contrações pode empurrar a parte que está se apresentando – ombro, braço ou perna – pelo canal de parto e o cordão umbilical pode ser a primeira coisa a sair da vagina depois que a bolsa estoura. É uma situação muito perigosa e significa que o bebê não pode nascer de parto normal e que uma cesariana será necessária.

Passar por uma cesariana não precisa significar que você vai perder o momento em que seu bebê nascer.

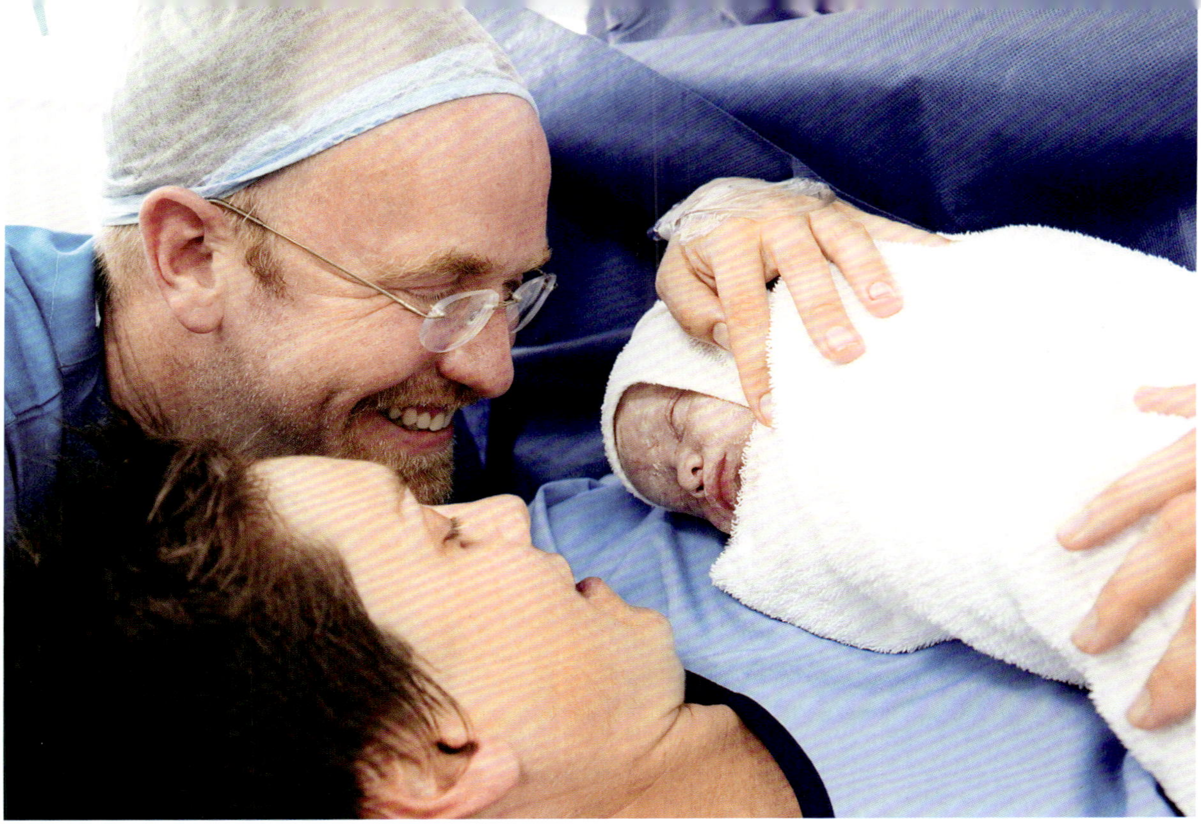

O primeiro carinho é outro daqueles momentos especiais que os novos pais lembrarão para sempre.

O fórceps pode ser usado para girar a cabeça do bebê se a parte que se apresenta for muito larga para descer pelo canal de parto, ou se você estiver muito cansada para finalizar o parto sem ajuda. Você também pode precisar do fórceps se o bebê estiver cansado ou se houver um atraso no segundo estágio do parto. Quando o fórceps é usado, você recebe uma anestesia local antes de as pás lisas e curvadas serem encaixadas uma de cada vez em torno das têmporas do bebê, para que ele nasça suavemente.

A extração a vácuo é uma alternativa popular ao fórceps e se trata de uma sucção para tirar o bebê pelo canal de parto com uma touca que é colocada na cabeça dele. Ela tem a vantagem de poder ser usada antes de o colo do útero estar completamente dilatado, enquanto o fórceps precisa da dilatação total. Tanto a extração a vácuo quanto o fórceps deixam a cabeça do seu bebê inchada e machucada, mas isso desaparece rapidamente e é raro causar danos em longo prazo.

Se você tiver alguma preocupação referente ao possível uso do fórceps ou do vácuo, converse com seu médico ou parteira antes do parto.

OSTEOPATIA CRANIANA

A osteopatia craniana é frequentemente recomendada para bebês após um parto com auxílio de ventosa ou fórceps porque a cólica, o excesso de choro e os olhos grudentos comuns a todos os recém-nascidos são agravados pela compressão dos ossos do crânio durante o parto. A técnica foi descrita pela primeira vez por William Sutherland em 1899, que achou que uma compressão manual suave e leves batidas no crânio poderiam melhorar a circulação do fluido cérebro-espinhal. Os ossos que formam o crânio ainda são moles e separados nos bebês e crianças pequenas e perturbações no fluxo do fluido cérebro-espinhal devido a traumas no parto podem ser aliviadas com a osteopatia cranial. O tratamento envolve principalmente toques ou batidas suaves em vez da manipulação óbvia dos ossos do crânio.

Oi, bebê!

Quando seu bebê nascer, pode ser que tudo o que você queira fazer seja ficar mimando seu filho, por isso, pergunte ao médico ou à parteira se você pode ficar algum tempo com ele antes de o levarem para as verificações essenciais.

O cordão normalmente é apertado e cortado assim que o bebê nasce, mas isso pode ser adiado até a saída da placenta, se você segurar seu bebê na altura da sua coxa, nivelado com a placenta, até o cordão ser cortado. O corte do cordão é um procedimento muito simples e seu parceiro pode querer fazê-lo (peça com antecedência se quiser fazer isso). Um extrator de muco (um tubo de plástico inserido pelas narinas para sugar secreções) às vezes é usado para limpar as vias aéreas bloqueadas, mas, geralmente, o muco seca sozinho.

As parteiras costumam perguntar se você quer amamentar o bebê imediatamente. Alguns nascem prontos para sugar, mas não se preocupe se o seu filho não estiver pronto. Apenas deixe-o deitado perto do seu seio enquanto ele se acostuma com a ideia. O movimento de sugar do bebê pode estimular contrações para a liberação da placenta, mas não tente forçar se sentir que não é o momento certo. Seus mamilos podem ser estimulados à mão e o efeito nas contrações será o mesmo.

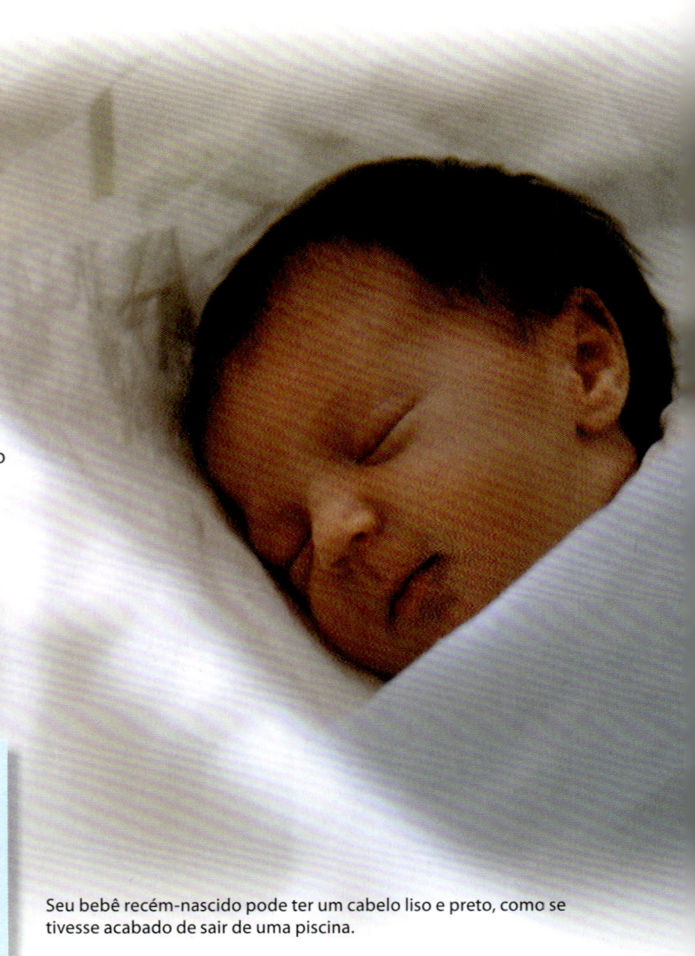

Seu bebê recém-nascido pode ter um cabelo liso e preto, como se tivesse acabado de sair de uma piscina.

A ESCALA DE APGAR

Os bebês são examinados e recebem uma nota (até dez) para os seguintes fatores que forma a Escala de Apgar, batizada em homenagem à médica que desenvolveu essa avaliação:

- Frequência cardíaca
- Respiração
- Cor da pele
- Tônus muscular
- Resposta dos reflexos

Cada um recebe até dois pontos, mas um total de sete ou mais é considerado bom no primeiro minuto de vida do bebê. Com cinco minutos de vida, a pontuação do bebê deve chegar a nove. Os bebês geralmente não recebem pontuação 10 com um minuto de vida, já que são necessários alguns minutos para se adequarem à vida fora do ventre.

Criando laços

Algumas autoridades dizem que a melhor maneira de criar laços com o seu bebê logo após o nascimento é diminuir as luzes e olhar nos olhos dele, observando a reação a isso. Porém, isso não é possível para todas as mulheres. Em uma situação de emergência para a mãe ou para o bebê, por exemplo, o bebê pode ser levado por algum tempo. De qualquer forma, mulheres diferentes têm experiências diferentes para criar esses laços. Se você estiver preocupada que seus sentimentos pelo bebê não sejam o que você espera, converse com a parteira ou o médico. Não guarde as coisas para você e nunca se sinta um fracasso.

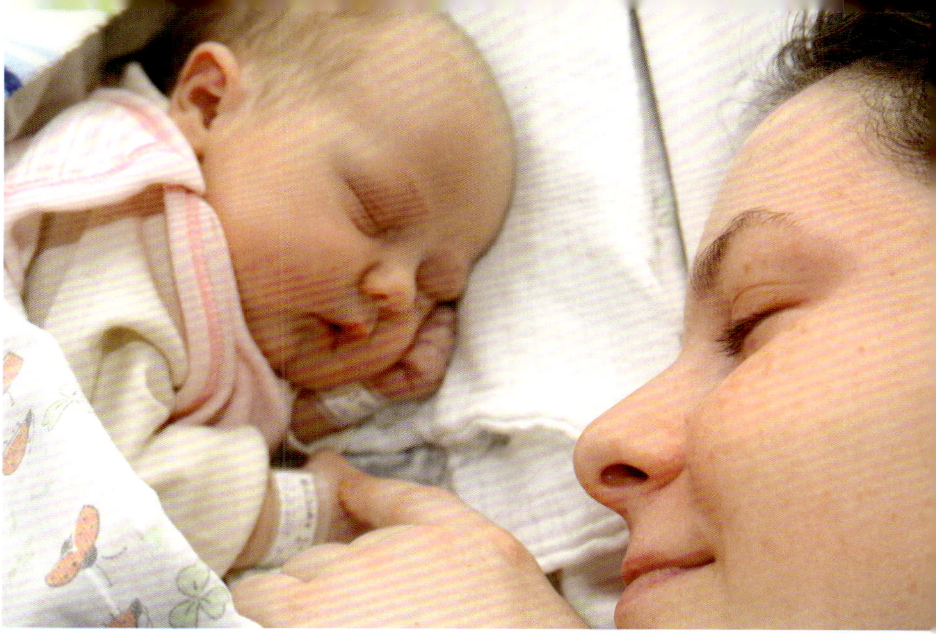

Nas primeiras horas de vida do bebê, dormir pode ser a última ideia na sua cabeça, mas a equipe do hospital pode esperar que você durma.

Icterícia

A icterícia é muito comum nos primeiros dias de vida, deixando o bebê levemente amarelado. Ela é causada por um acúmulo de resíduos no corpo do bebê enquanto ele ainda não consegue removê-los de maneira adequada. É um resíduo chamado bilirrubina, de hemácias antigas, que provoca a cor amarela. Não costuma ser grave e, com frequência, a alimentação ajuda a eliminar a doença do sistema do bebê. No entanto, se persistir, o bebê pode precisar de fototerapia, na qual ele é colocado sem roupa sob uma luz especial que quebra a bilirrubina. Níveis muito altos de bilirrubina podem prejudicar o cérebro, portanto, o tratamento com fototerapia sempre será iniciado bem antes de um nível perigoso ser alcançado. Se a icterícia do bebê não sumir em duas semanas, entre em contato com o médico ou a parteira, que pedirá um exame de sangue para saber o motivo. A icterícia raramente é um sinal de problema no fígado.

Os bebês nascem com um reflexo de aperto forte e podem com frequência apertar seu dedo com força.

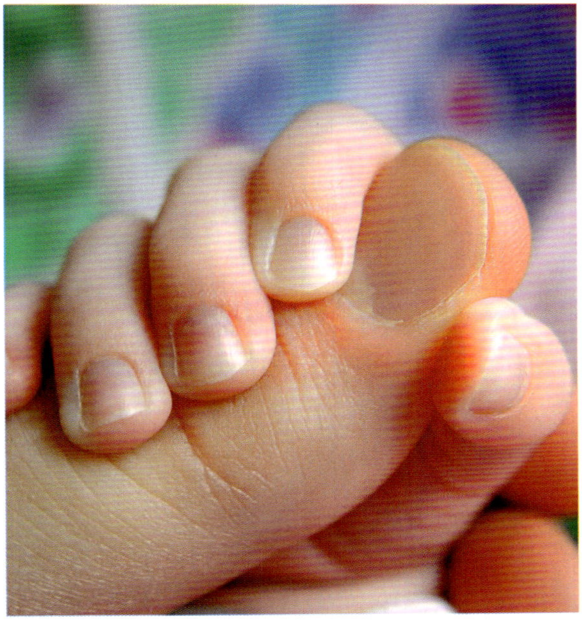

TRIAGEM NEONATAL

Cerca de seis dias após o nascimento, seu bebê passará pelo primeiro exame de sangue, a triagem neonatal (conhecida como teste do pezinho). Esse teste é realizado principalmente para dois distúrbios: fenilcetonúria (um distúrbio metabólico que pode causar diminuição da capacidade intelectual se não for controlado por uma dieta especial) e deficiência na tireoide (que também pode levar à diminuição da capacidade intelectual, mas pode ser tratada com tiroxina). Este exame também pode ser usado para diagnosticar outros distúrbios, como a fibrose cística. Se seu bebê for menor do que o esperado, ele também pode passar por um exame para hipoglicemia (baixo nível de açúcar no sangue).

Por que o peso é importante

Uma das primeiras informações que todos irão perguntar sobre o bebê é "quanto ele pesa?". O peso dos nossos filhos ao nascer ficará marcado em nossa memória para sempre, como se fosse o primeiro ponto de referência para o currículo deles. Mas tamanho é mesmo importante?

Os bebês são considerados normais e saudáveis se pesarem entre 3,5 kg e 4,5 kg. O peso exato do bebê (a média atualmente nos EUA é de aproximadamente 3,3 kg) depende do seu tamanho e do tamanho do pai dele; e, se você for muito pequena ou muito grande, seu filho pode estar acima ou abaixo desses parâmetros e ainda ser perfeitamente normal e saudável para você e sua família.

No entanto, 8% dos bebês pesam menos de 2,5 kg, o peso mínimo oficial para o nascimento, e o baixo peso pode ser um sério problema de saúde. Mortes de recém-nascidos e mortes ainda no útero são mais comuns em bebês pequenos e os pesquisadores também descobriram que crianças que nascem pequenas tendem a ter um desempenho pior na escola. Mais tarde, essas crianças também estão mais propensas a doenças do coração, diabetes e derrames.

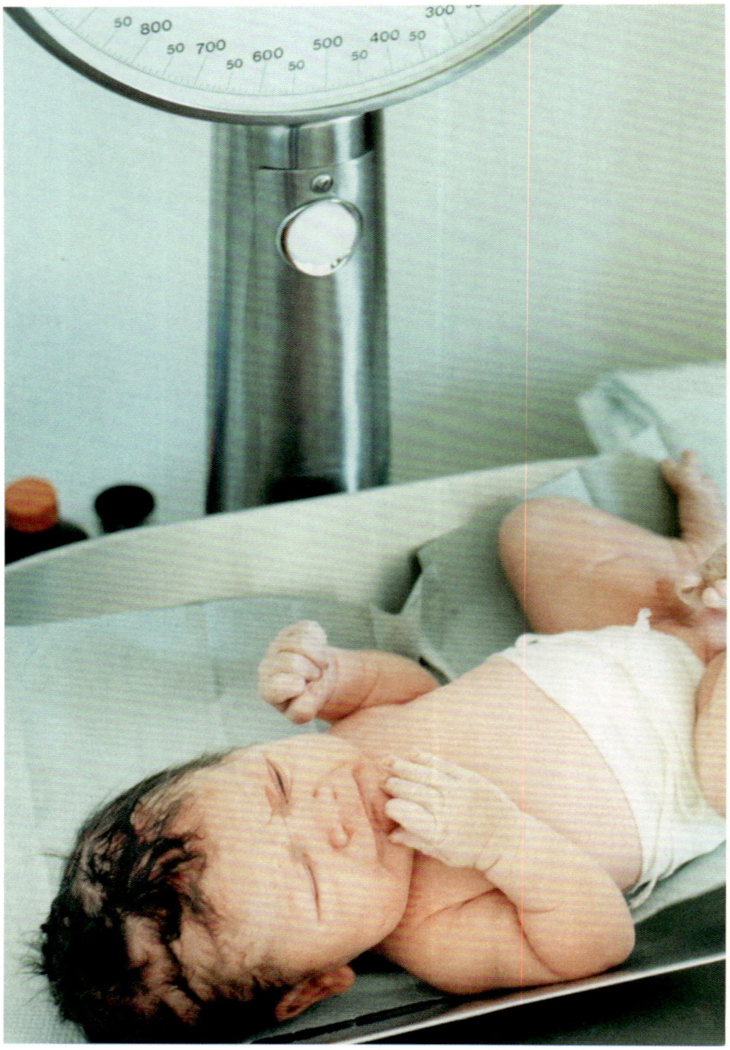

O peso do seu bebê

Se você for pequena e as mulheres da sua família tiverem tendência a terem filhos pequenos, um bebê com peso abaixo da média pode ser normal para você. Porém, peso baixo no nascimento pode ser causado por má nutrição durante a gravidez, um dos motivos pelos quais a alimentação saudável é muito discutida neste livro. Mães de bebês com menos de 2,6 kg geralmente sofrem com a falta de nutrientes vitais, inclusive vitaminas do complexo B, magnésio, ferro,

É normal os bebês perderem um pouco do peso do nascimento antes de ganharem mais.

zinco e ácidos graxos essenciais. Fumar aumenta bastante o risco e alguns estudos também ligam a cafeína a recém-nascidos com baixo peso. Se você estava abaixo do peso quando engravidou, isso também pode influenciar o peso do seu bebê ao nascer. Por isso o médico avalia seu peso na primeira consulta pré-natal e por isso mulheres abaixo do peso são incentivadas a engordar antes de engravidar.

Por outro lado, um bebê que ganhe muito peso na primeira semana da vida (quando a maioria dos bebês tem dificuldade para engordar, já que estão se adaptando ao novo ambiente) pode ter um risco maior de obesidade mais tarde. Pesquisadores descobriram que, para cada 100 g ganhos, o risco de ser um adulto gordo aumenta em 10%.

É mais provável que você tenha um bebê grande se tiver sofrido de diabetes gestacional, causada por uma falha na produção de insulina para controlar o aumento do nível de açúcar no sangue, disparado pelas alterações hormonais. A diabetes gestacional é um risco maior se você estiver acima do peso. Ter um bebê maior pode causar problemas no parto e aumentar o risco de precisar de uma cesariana ou do auxílio do fórceps.

Bebês abaixo do peso têm 50% mais chance de sofrer de depressão mais tarde, de acordo com um estudo da Bristol University, que mapeou o progresso de 5.572 bebês até a vida adulta, observando o desenvolvimento mental e problemas de comportamento.

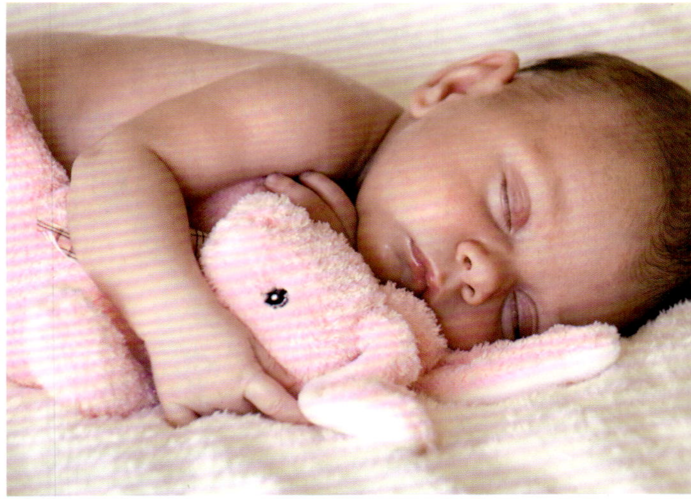

Bebês que nascem pequenos podem precisar de mais refeições para ganharem peso nas primeiras semanas de vida.

PEQUENO PARA A IDADE

Bebês que parecem não crescer de maneira apropriada no ventre podem estar sofrendo de restrição de crescimento intrauterino, RCIU, o que significa que o útero não está nutrindo o bebê da forma adequada. As suspeitas surgem no início do terceiro trimestre e a gravidez é monitorada com atenção até o nascimento.

"EU NÃO ESPERAVA POR ISSO!"

Se você passou por um ultrassom no final da gravidez, pode ter sido tranquilizada ao saber o peso esperado do seu bebê ao nascer. Pode ser um choque, portanto, descobrir que seu bebê é muito menor do que você foi levada a acreditar. No entanto, um estudo mostrou que o ultrassom superestima o peso dos bebês em até 500 g em 77% dos participantes.

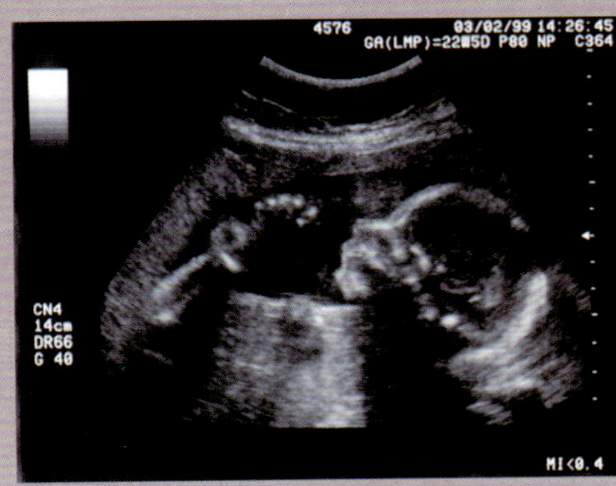

Nova mamãe!

Parabéns! Agora você é mãe. As primeiras horas e dias serão uma delícia, mas também podem ser um choque completo para seu sistema. Por exemplo, você tem de pensar na sua própria recuperação.

CONTRAÇÕES Sim, ainda virão algumas. Elas são provocadas porque o útero está voltando ao tamanho normal. São comuns quando o bebê está se alimentando – o movimento de sugar as estimula – e são normalmente mais fortes no segundo, terceiro ou quarto bebê do que no primeiro.

MELHOR DICA: Gotas de antiespasmódico de ervas podem ajudar no processo de devolver seu útero à forma normal e podem aliviar a dor também. Podem ser compradas diretamente de fornecedores de produtos de ervas e você deve tomar de 10 a 20 gostas com água logo antes de amamentar. Se não encontrar o produto pronto, experimente erva-de-são-cristóvão ou rosa-de-gueldres, ambas disponíveis em pastilhas em lojas de produtos naturais.

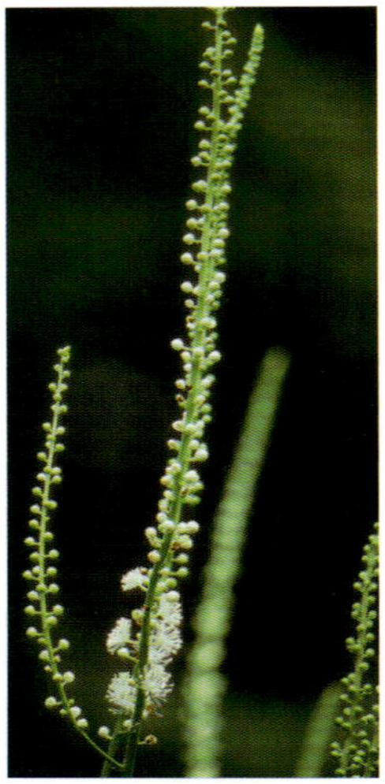

Remédios de ervas como erva-de-são-cristóvão (da acteia, a flor vista aqui) podem atuar no alívio da dor e ajudar seu útero a voltar à forma normal depois do parto.

LÓQUIO é o nome dado ao sangramento vaginal que acontece depois do nascimento do bebê. Nas primeiras 48 horas, é provável que ele seja bem intenso, mais intenso do que em qualquer outro período da sua vida, e você precisará de grandes absorventes pós-parto. Depois dos primeiros dois dias, a perda de sangue diminui, mas, de modo geral, o lóquio continuará de duas a seis semanas após o parto.

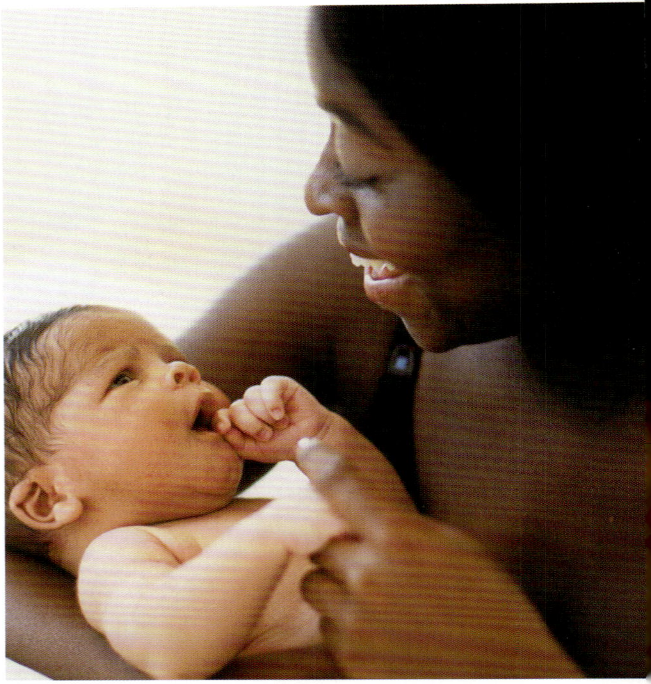

A alegria da nova maternidade geralmente supera os desconfortos que você pode estar sentindo.

MELHOR DICA: Você pode controlar o lóquio excessivo aplicando pressão a um ponto da reflexologia logo abaixo da junção entre o maior dedo do seu pé direito e o dedo ao lado, na parte de cima do pé.

MACHUCADOS são inevitáveis já que sua vagina foi esticada e os músculos trabalharam bastante durante o parto.

MELHOR DICA: Molhe um absorvente em extrato diluído de calêndula, que é um bom calmante. Congele e use junto à pele até começar a esquentar.

DOR NO CÓCCIX também é muito comum, já que ele foi empurrado para trás quando o bebê passou pelo canal de parto.

A VIDA APÓS A CESARIANA

Bebês que parecem não crescer de maneira apropriada no ventre podem estar sofrendo de restrição de crescimento intrauterino, RCIU, o que significa que o útero não está nutrindo o bebê da forma adequada. As suspeitas surgem no início do terceiro trimestre e a gravidez é monitorada com atenção até o nascimento.

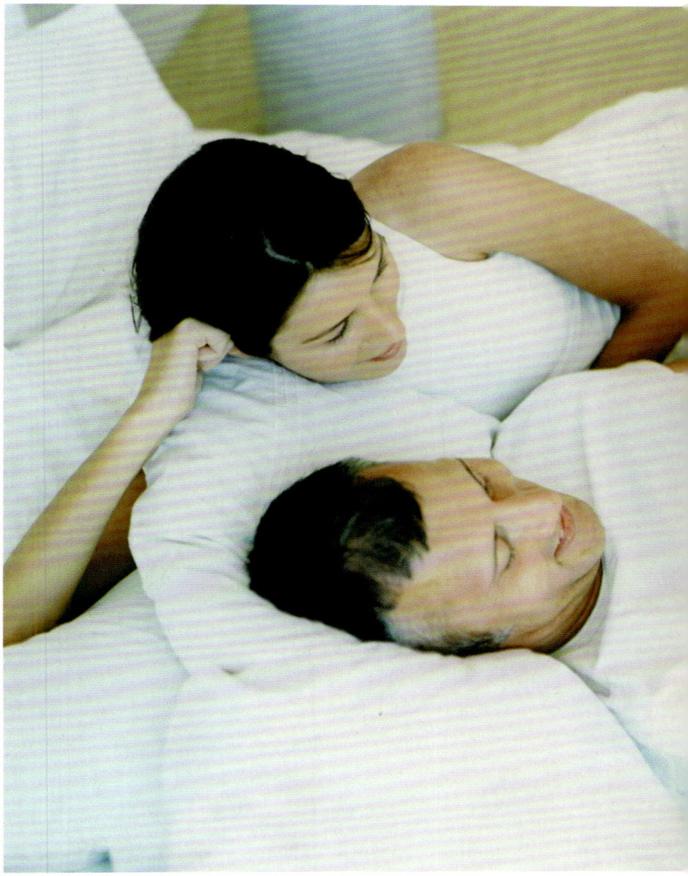

O apoio do seu parceiro é ainda mais importante após uma cesariana, quando a recuperação pode ser lenta.

MELHOR DICA: Se a dor for muito forte, tome erva-de-são-joão. Embora ela seja mais conhecida como antidepressivo natural, os herbalistas também a recomendam para dores crônicas nos nervos e para traumas e ferimentos resultantes de danos nos nervos. Se o problema durar por mais de alguns dias, um osteopata deve conseguir aliviá-lo.

PRISÃO DE VENTRE é provável nos primeiros dias após o parto e é causada por uma forte perda de fluidos, que é normal (seu corpo armazenou um grande excesso de fluidos durante a gravidez e ele é liberado nos primeiros dias após o parto, na urina, com perda de sangue e no suor). Porém, é melhor tentar evitar a prisão de ventre, uma vez que o esforço em uma área já delicada e tensionada é bastante desconfortável.

MELHOR DICA: Beba muita água e tenha uma dieta rica em fibras: grãos integrais, frutas e legumes. Evite laxantes se puder, pois eles passam para o bebê pelo leite.

COM PONTOS?

Se você levou pontos por uma laceração ou uma episiotomia, eles podem ser bem desconfortáveis nos primeiros dias. Remédios calmantes como arnica ou extrato de *hypercal* (colocados em um absorvente) podem agilizar o processo de cura e reduzir a dor.

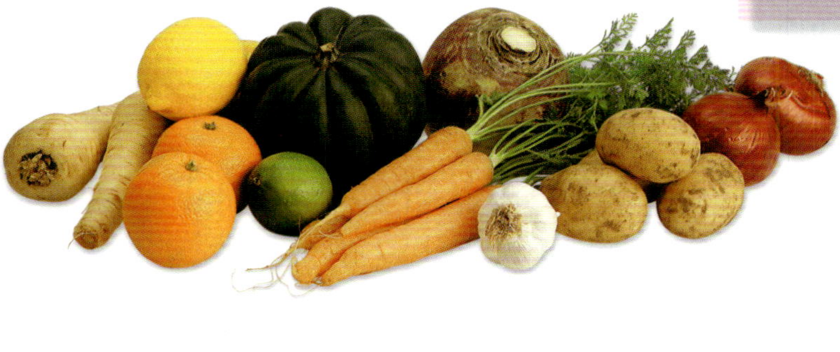

Uma dieta saudável é uma alternativa segura aos laxantes se você estiver com prisão de ventre.

As primeiras refeições do bebê

Alimentar o bebê com amamentação ou mamadeira é uma escolha muito pessoal e os dois jeitos têm vantagens. De qualquer forma, a primeira refeição é uma linda experiência.

Amamentação

Durante toda a gravidez, seus seios se preparam para alimentar seu novo bebê e a maioria das parteiras e dos médicos a incentivarão a amamentar a menos que exista uma boa razão que a impeça (por exemplo, se você tiver passado muito mal e precisar conservar energia para a sua própria recuperação). A primeira refeição pode acontecer logo após o nascimento – é quando os reflexos do bebê para sugar supostamente estão mais fortes – e, quando você vê novas mães amamentando na TV, parece ser o ato mais simples da Terra.

Infelizmente, não é tão simples para todas nós. Afinal, você e seu bebê são completos novatos, portanto, parece um cego guiando um cego e provavelmente é, por ora. A boa notícia é que uma parteira ou um especialista em lactação do hospital pode ajudá-los a se acostumarem com isso. E mesmo se você não planejar amamentar por muito tempo, pode ser incentivada a, pelo menos, tentar nos primeiros dias. É quando seus seios produzem um tipo de pré-leite especial chamado colostro, que é um alimento de transição e ajuda o bebê a passar da vida no ventre para a vida no mundo exterior. O colostro oferece uma série de anticorpos que protegerão seu bebê doenças que você já teve e aquelas para as quais já foi imunizada. Ele é nutritivamente tão valioso que muitas pessoas argumentam que todos os recém-nascidos devem receber o colostro da mãe, mesmo se ela planejar usar a mamadeira depois.

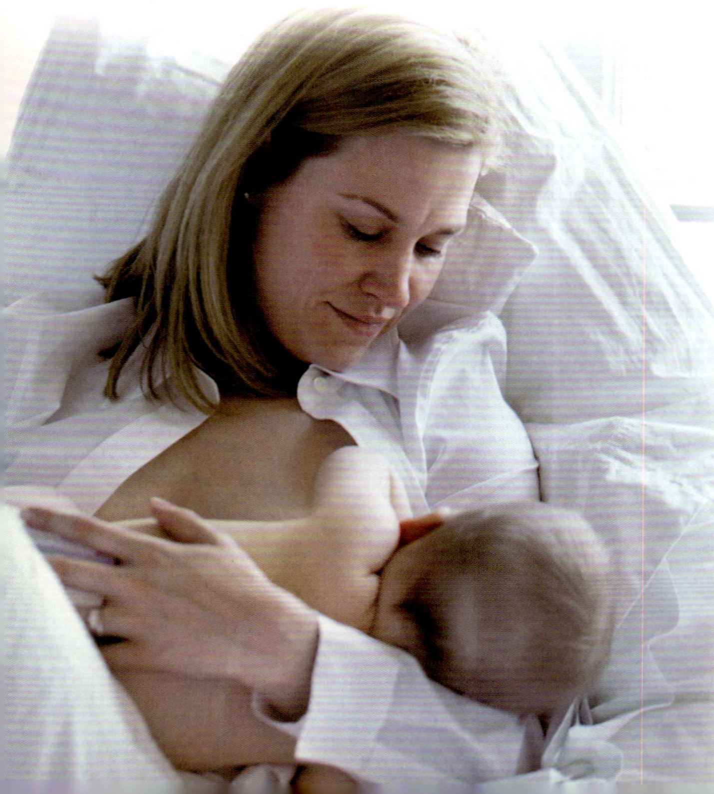

Resolvendo problemas

Quanto mais tempo e com mais frequência o bebê sugar seus seios, mais cedo o leite "virá", até esse momento, o colostro fornece toda a água e os nutrientes de que ele precisa. Quando o leite vem (pode levar alguns dias para isso acontecer), o que se tornou um padrão de alimentação feliz e confortável pode de repente se tornar doloroso para você e difícil para o bebê se os seios ficarem inchados e duros. Não deve durar muito tempo, mas, enquanto isso acontece, tente amamentar com mais frequência (por períodos curtos) e não seja tentada a pular as refeições porque o processo é dolorido. Usar uma bomba tira leite logo antes da amamentação pode reduzir o inchaço o suficiente para que o bebê consiga pegar o mamilo e o fluxo de leite possa começar.

Uma crença antiga, ainda muito seguida, sugere que colocar folhas de repolho trituradas sobre os seios inchados tem um efeito anti-inflamatório natural. Tomar extrato de echinacea (15 gotas na água) pode evitar infecções quando você está inchada, e compressas frias e banhos quentes podem reduzir o inchaços.

A amamentação é uma habilidade que você e seu bebê terão de aprender juntos.

O BÁSICO DA AMAMENTAÇÃO

Fique confortável, uma cadeira com encosto reto e apoio para os braços a ajudarão a ficar na posição certa.

- Se seu bebê estiver enfaixado, tire a faixa para que os braços fiquem livres para se movimentarem.
- Segure-o perto de você, deixando o corpo dele meio sentado na direção do seu, com a cabeça na dobra do seu braço.
- Use o polegar e o dedo indicador para puxar o mamilo e deixá-lo ereto.
- ncline-se um pouco para frente, para que o mamilo chegue facilmente à boca do bebê.
- Seu bebê toma o leite colocando seu mamilo bem fundo na boca e pressionando ritmadamente as bolsas de leite sob a auréola com as gengivas.
- Enquanto ele segura, verifique se os maxilares dele estão bem atrás do seu mamilo, para que ele não a morda (se ele morder, você ficará com dor e ele estará mal posicionado para conseguir mamar o leite).

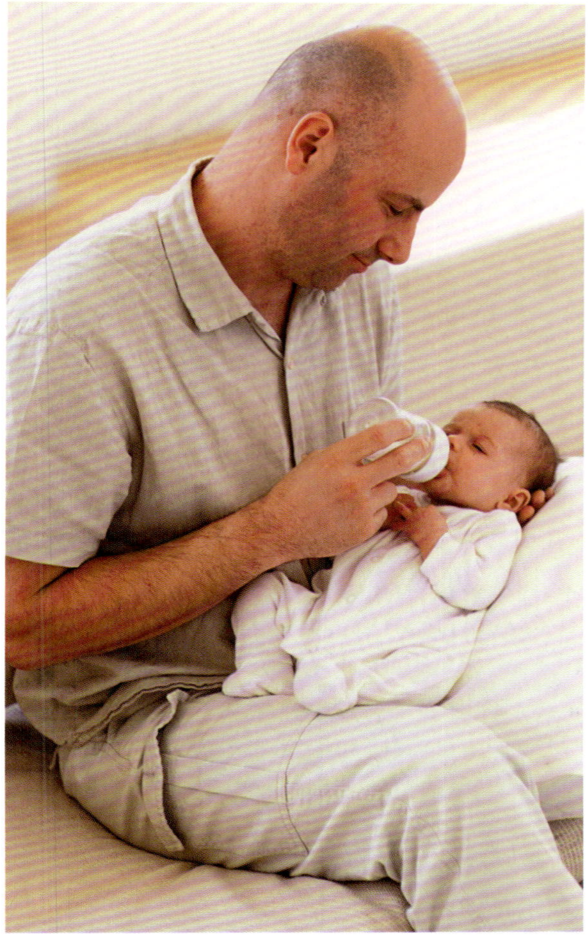

Usar a mamadeira é uma ótima maneira de os pais criarem laços com seus bebês e também dá um intervalo para a mãe.

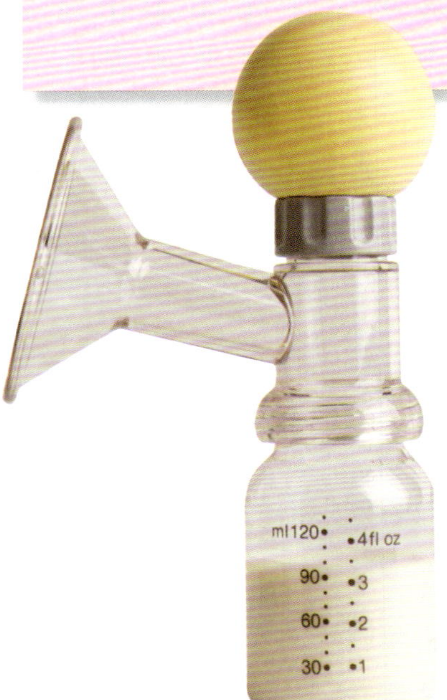

Use uma bomba tira leite para extrair o leite, ele pode ser congelado e reaquecido para o bebê mais tarde.

Mamadeira

Os bebês acham mais fácil se alimentarem com a mamadeira, é uma habilidade mais fácil do que a da amamentação e, se a mamadeira for oferecida a ele logo no início, pode ser difícil, mas não impossível, voltar para a amamentação. No entanto, se você não estiver pronta para amamentar no começo (por exemplo, se você precisar de um tratamento médico pós-natal urgente por causa de retenção da placenta ou uma hemorragia... Essas situações acontecem!), a mamadeira será oferecida ao seu bebê e ele logo passará a gostar dela. Você ainda pode conseguir ajuda para amamentar ou até misturar a amamentação e a mamadeira, se quiser.

Amamentação, mamadeira ou os dois

Provavelmente não há nada que divida mais as mães do que a questão de amamentação versus mamadeira, e os argumentos vão bem além do primeiro ano também. A amamentação deixará seu bebê mais sadio? A mamadeira vai ajudá-lo a entrar em uma boa rotina logo cedo? Se você preferir amamentar, quando parar? E se você parar, deve trocar pela mamadeira ou pular direto para um caneca com bico?

No final das contas, optar por alimentar o bebê com o seu próprio leite, com leite de fórmula ou uma combinação é uma decisão completamente sua, mas muitos especialistas insistirão que você não dispense a amamentação sem pelo menos tentar. A amamentação tem muitas vantagens para o seu bebê (oferece tudo de que ele precisa em termos de nutrientes) e para você (portanto, é conveniente, presumindo-se que você esteja ao lado do bebê sempre que ele precisar mamar). A parte mais difícil da amamentação em geral é o começo, quando você e o bebê estão aprendendo como fazer. Depois disso, fica cada vez mais fácil.

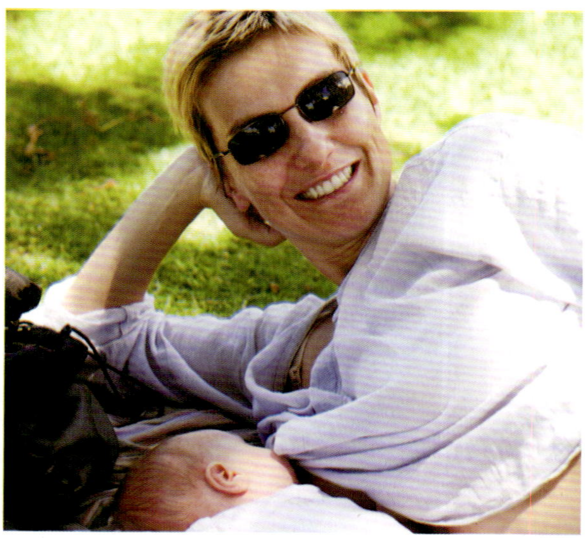

Embora a amamentação possa ser difícil no início, a maioria dos bebês acostuma-se rapidamente.

Amamentação

PRÓS

- Seus seios têm uma capacidade incrível de produzir de acordo com a estação: no calor, seu leite irá acabar com a sede sem comprometer a alimentação.
- O leite materno protege seu bebê de alergias, infecções e até obesidade.
- As fraldas do bebê não terão um cheiro tão ruim quanto aquelas dos bebês que tomam leite de fórmula.
- É mais barato do que usar a mamadeira.
- Cria mais proximidade, o que ajuda você a criar laços com seu bebê.

CONTRAS

- Seus seios podem vazar e você pode se sentir molhada e com um cheiro ruim, embora seu bebê ache o seu cheiro delicioso!
- Você sempre terá de extrair leite se for ficar longe do bebê ou for voltar a trabalhar.
- Você pode desenvolver problemas como mamilos doloridos, um duto bloqueado (causando um caroço sensível e febre) ou mastite (inflamação superior).

VOCÊ SABIA?

- A amamentação permite que você coma mais do que você podia comer antes da gravidez e ainda perder mais peso se você se mantiver ativa.
- O hormônio oxitocina, liberado durante o orgasmo, também é liberado durante a amamentação, causando uma sensação de bem-estar.
- Adultos que foram amamentados com leite materno quando bebês têm pontuações mais altas em testes de inteligência do que aqueles que foram amamentados com mamadeira.

Mamadeira

PRÓS

- Outra pessoa pode ajudar com as refeições.
- Você fica mais independente.
- Você tem mais controle da rotina do bebê.

CONTRAS

- Há mais probabilidade de os bebês ficarem acima do peso.
- Há aumento no risco de gastroenterite.
- O leite de fórmula, embora seja bom para bebês, não oferece os benefícios extras (proteção da imunidade, etc) do leite materno.

PREPARANDO MAMADEIRAS

- Lave as mãos antes de começar.
- Esterilize as mamadeiras e use pinças de plástico esterilizadas para mexer nos bicos e evitar infecção bacteriana.
- Ferva água fresca para a mamadeira, não ferva novamente a água deixada na chaleira. Deixe resfriar por pelo menos 10 minutos e, depois, coloque nas mamadeiras.

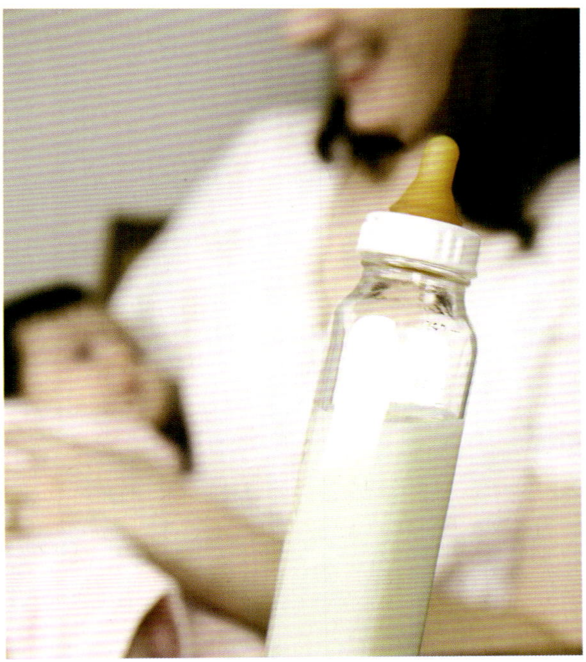

Para muitas mães, a mamadeira é uma opção mais conveniente e permite que você saiba exatamente o quanto seu bebê está tomando.

AMBAS

PRÓS

- Você aproveita o melhor das duas, a proximidade de amamentar seu filho e a independência que vem de deixar que outra pessoa dê a mamadeira a ele.

CONTRAS

- Tanto o bebê quanto os seios ficarão confusos e a sua produção de leite irá diminuir. Se você estiver planejando misturar a amamentação e a mamadeira, é melhor fazer isso quando já estiver tentando diminuir a amamentação para minimizar os problemas.

- Misture colocando o leite de fórmula em pó na água e não o contrário e use uma proporção de uma concha rasa (fornecida com o leite) e duas colheres de sopa de água fervida.
- Deixe o leite esfriar completamente e, depois, guarde no refrigerador por até 24 horas.
- Aqueça o leite para alimentar seu bebê colocando a mamadeira em uma tigela de água recém-fervida por alguns minutos.
- Teste a temperatura no seu pulso antes de oferecer ao bebê.
- Uma mamadeira que não foi terminada pode ser oferecida novamente meia hora depois de ter sido iniciada. Depois disso, jogue fora e ofereça leite fresco.

O que eu fiz

....

....

....

Sentindo-se bem

Tornar-se mãe é algo que você espera há meses, certo? E seu bebê é a visão mais linda do mundo, mesmo que ele tenha uma cabecinha com formato estranho, olhos inchados e manchas na pele. Espera-se que você esteja transbordando de felicidade, mas, alguns dias depois do parto, de repente, pode parecer que tudo está errado, mesmo que nada esteja. Você está passando pela "melancolia pós-parto". É mais do que uma reação emocional ao nascimento do bebê, é uma reação física: a mudança no nível de hormônios após o parto.

Durante toda a gravidez, os níveis hormonais sobem para acomodar o bebê e, quando o trabalho de parto começa, os níveis de progesterona e estrógeno ficam 50 vezes mais altos do que estavam antes da gravidez. Após o nascimento, esses níveis caem drástica e repentinamente, assim, em poucas horas eles estão abaixo do que estavam antes da gravidez. A boa notícia é que essa sensação deve passar em algumas horas ou, no máximo, em alguns dias.

Enquanto isso, você deve ter liberdade para chorar e expressar a inconstância das suas emoções. Se você ficar muito triste, as pessoas não devem dizer para você se recompor, mas, em vez disso, devem ouvir o que você diz e tranquilizá-la, dizendo que a tristeza logo passará. Uma mãe melancólica fica muito sensível a qualquer coisa que a equipe médica, os amigos ou os parentes digam, portanto, tato e compaixão são as palavras-chave para quem cuidar dela nesse momento.

Melancolia ou depressão pós-parto

Se a sua tristeza parecer se arrastar, busque ajuda profissional. Parteiras, médicos e enfermeiras conhecem os sintomas da depressão pós-parto, que afeta uma em cada 10 mães. Eles podem ajudá-la a conseguir o apoio necessário para superar a situação, mas, em primeiro lugar, é necessário avisá-los de seus sentimentos. Embora algumas mulheres precisem de ajuda psiquiátrica e remédios para a depressão, é importante observar que todos os casos de depressão pós-parto eventualmente passam e você não precisa ser separada de seu bebê durante a doença e a recuperação.

Não se estresse para tentar manter a casa em ordem. Agora, o bebê vem em primeiro lugar.

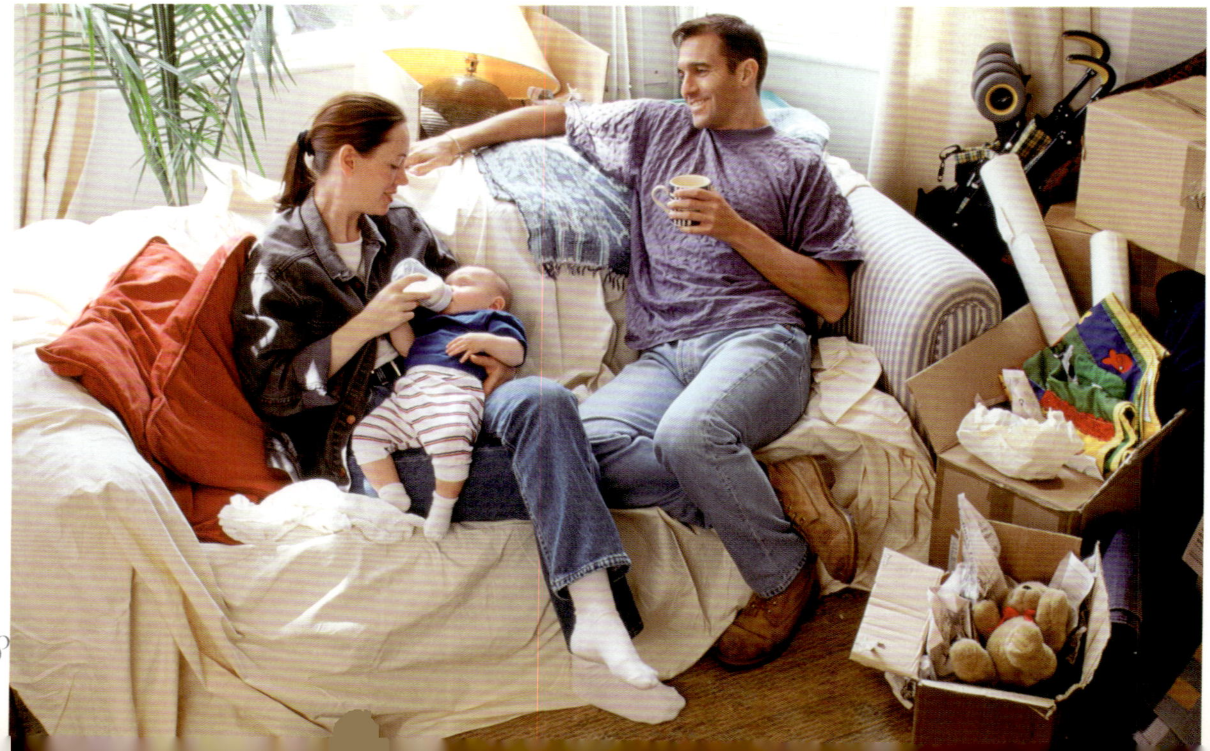

MUITO BEM

- Não tente fazer muito. Faça do bebê sua prioridade e delegue as tarefas da casa para outra pessoa.
- Deixe os outros mimarem você. Você precisa de tempo para se acomodar no novo papel de mãe. Procure os serviços de uma doula, se puder pagar.
- Descanse o quanto puder, seu corpo está sofrendo muitas demandas se você está amamentando um bebê e acordando à noite.
- Coma bem. Coma muitos peixes oleosos ("alimento para o cérebro") e alimentos integrais nutritivos (feijões e grãos integrais) para ingerir vitaminas essenciais do complexo B, que ajudam a manter o bom humor.
- Evite comer besteiras e alimentos com muito açúcar e índice glicêmico alto (como salgadinhos e pão branco), que aumentarão as oscilações de humor.
- Use óleos essenciais que melhoram o humor, como mirto de limão, gengibre e laranja na água do banho ou em um infusor. Para a depressão pós-parto, jasmim, sálvia esclareia e ylang-ylang são recomendados. Misture-os em partes iguais e use apenas uma gota na água do seu banho ou no infusor.
- Na homeopatia, o Natrum Muriaticum é um remédio clássico para depressão pós-parto. Como alternativa, os florais de Bach de nogueira, estrela-de-belém, mimulus e cisto também podem melhorar seu humor.
- Escreva um diário. Um refúgio para os momentos de alegria e tristeza.
- Exercite-se um pouco, mesmo que seja apenas um passeio ao sol nos seus primeiros dias como mãe. Você se sentirá mais animada com o ar fresco, o sol e a endorfina, a substância química do bem-estar que produzimos quando fazemos exercícios.

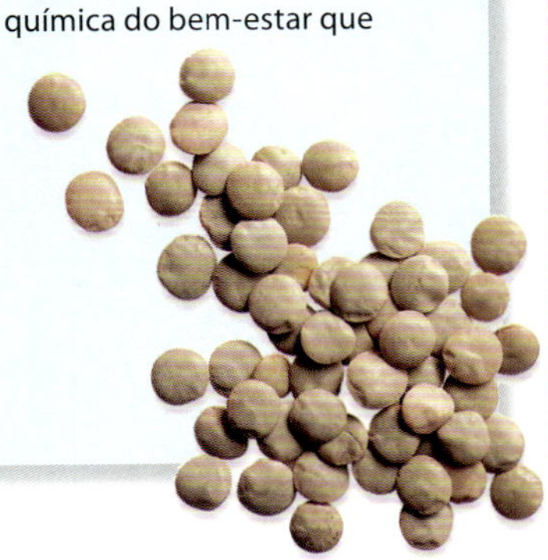

Legumes como lentilhas fornecem vitaminas do complexo B, que ajudam a melhorar o humor.

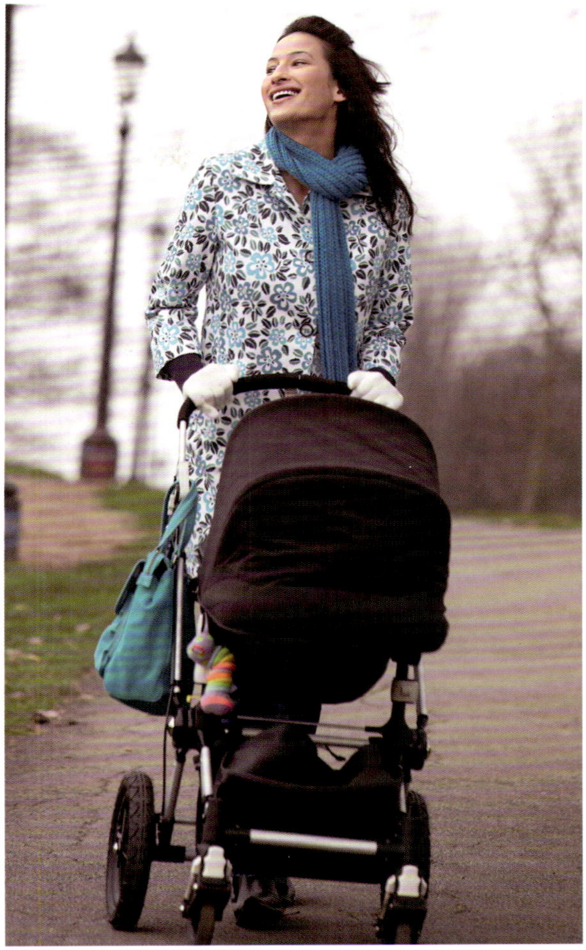

Um alegre passeio é ótimo para melhorar o humor, liberando a substância química do bem-estar, a endorfina.

MAIS DO QUE MELANCOLIA?

- Você se sente sempre cansada e letárgica.
- Você não se importa em tomar banho, vestir-se bem e cuidar da aparência.
- Você está ansiosa, preocupando-se sem motivo com o bebê ou outros membros da família.
- Você não consegue dormir.
- Você não lida bem com as visitas.

O dia em que .... nasceu!

Use esta página para relembrar seu parto.

Bem-vindo, bebê!

Data

Tempo

Peso do bebê

Tamanho do bebê

Primeiras refeições

Nossa primeira foto

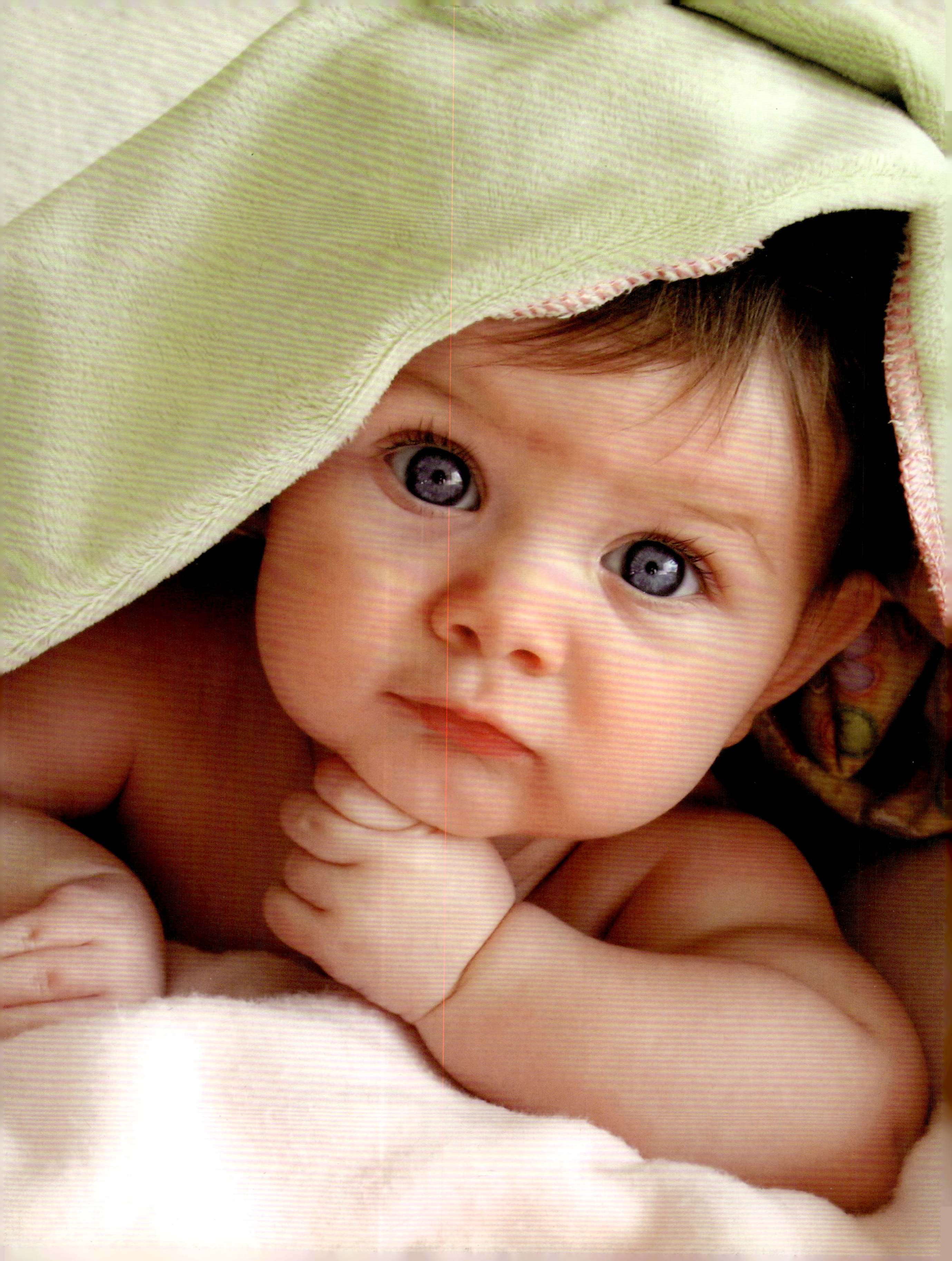

O primeiro ano do bebê

Tanto aconteceu nos últimos nove meses, mas ainda há muito a registrar no próximo ano, à medida que seu bebê encontra o lugar dele no mundo, aprendendo como usar seu corpo e sua voz para informar e conseguir as coisas de que precisa! Use os bolsos desta página para guardar fotos especiais e uma cópia do cartão de anúncio do nascimento, junto com outras recordações do início dessa preciosa nova vida.

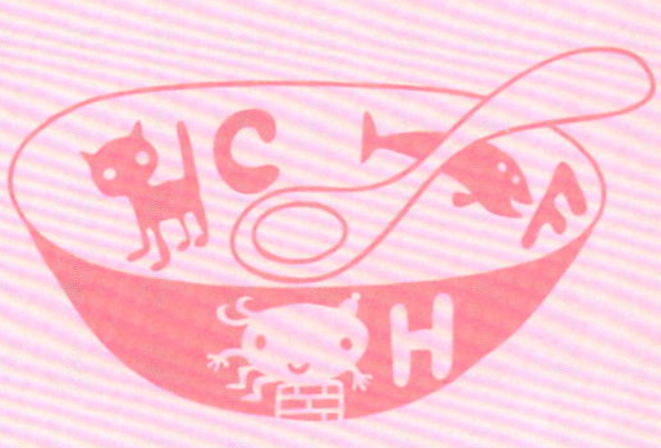

As primeiras vezes do bebê

Use estas páginas para anotar um resumo das suas memórias sobre as "primeiras vezes" especiais da vida do seu bebê.

Primeiro sorriso

Primeiro choro

Primeira vez que olhou nos meus olhos

Primeiro abraço

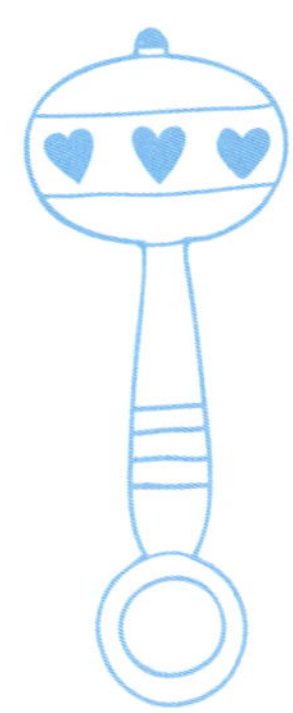

Primeira refeição

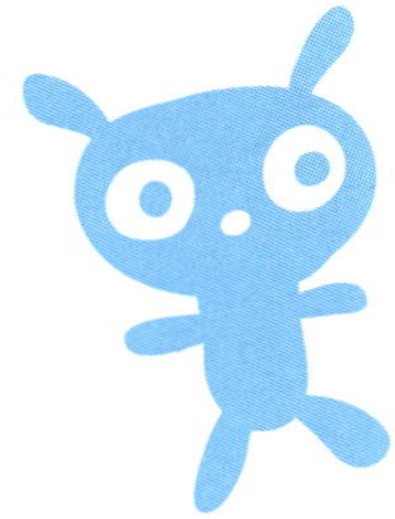

Primeira troca de fraldas

Primeiras visitas

Primeiro passeio

Primeiros presentes

Enfim em casa

Mesmo que você tenha tido seu bebê em casa, você pode ter a mesma sensação de "enfim voltar para casa" quando a poeira baixar e você puder embarcar na nova rotina.

Durante as primeiras semanas, o seu bem-estar é tão importante quanto o do bebê. Descanse bastante e se alimente bem, principalmente se estiver amamentando.

Assuntos do corpo

O seu corpo ainda pode parecer o de uma mulher grávida nas primeiras semanas, o que é angustiante. No entanto, não se preocupe muito com isso, logo você estará livre das roupas de grávida e não precisará (e não seria nada aconselhável) fazer uma dieta muito restritiva. Na verdade, se você estiver amamentando, precisará de 500 calorias a mais por dia do que ingeria antes da gravidez, mas é importante que cada caloria conte pontos, incluindo frutas, legumes, grãos integrais e leguminosas, e exclua as calorias vazias, como doces, biscoitos e salgadinhos. Se você estiver com muita gordura deixada pela gravidez (ou seja, se você a aproveitou como desculpa para se permitir comer muito!), você pode ingerir menos calorias porque seu corpo queimará as gorduras para produzir leite. Mas a recomendação de 500 calorias a mais presume que a mulher esteja acima do peso, assim, se você

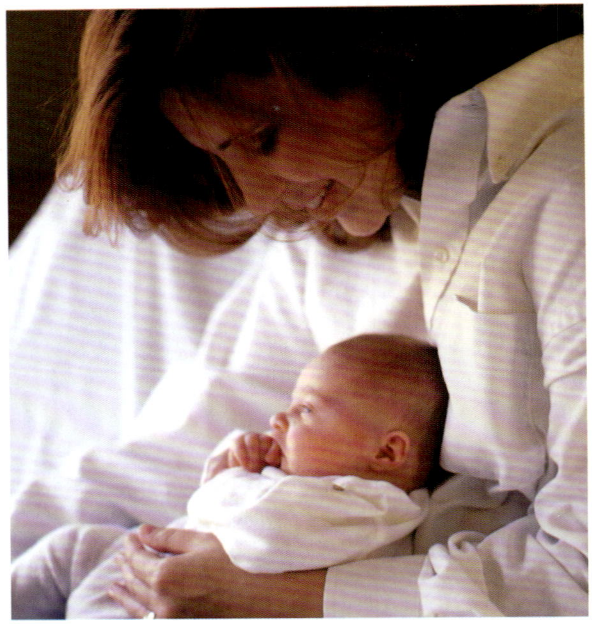

Nos primeiros dias, você pode ficar relutante a largar seu bebê. Abraçá-lo é uma novidade maravilhosa.

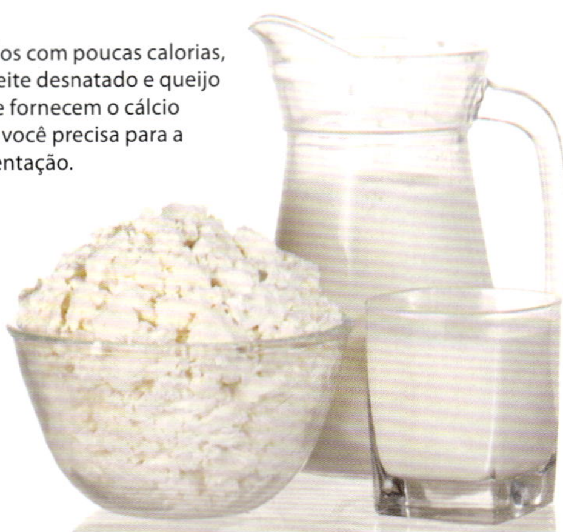

Laticínios com poucas calorias, como leite desnatado e queijo cottage fornecem o cálcio de que você precisa para a amamentação.

DIETA PARA AMAMENTAR

- Siga as orientações de uma dieta saudável do início deste livro.
- Ingira cinco porções de cálcio por dia e três porções de proteína.
- Tome pelo menos três copos de líquidos – mais se estiver calor ou se você estiver suando muito – mas não exagere, porque o excesso de líquido pode tornar a sua produção de leite mais lenta.

Criando laços

Antigamente, as mães eram incentivadas a estabelecerem uma rotina rigorosa com seus bebês recém-nascidos desde os primeiros dias e os abraços e carinhos eram restritos a 10 minutos por dia. Porém, esse é um momento em que você e seu bebê devem ficar juntos. Em vez de deixá-lo quieto, dormindo em um quarto no andar de cima, leve-o com você pela casa no berço ou em um sling, para poder vê-lo e ouvi-lo o tempo todo e atendê-lo quando ele chorar. Geralmente, ele chora por fome e, se você estiver por perto, ele não ficará esperando! Você não irá mimá-lo por pegá-lo no colo e dedicar-se a ele; e ir até ele sempre que ele precisar de você ajudará com que ele se sinta amado e seguro. Pense em cada abraço como uma maneira de aumentar a confiança em desenvolvimento dele!

À noite, mantenha o bebê perto da sua cama (como indicam as atuais instruções de segurança para bebês), assim, você pode levá-lo com facilidade para a cama para alimentá-lo. Espere até que ele esteja grande demais para o primeiro berço e durma a maioria das noites inteiras, antes de colocá-lo em um berço no quarto dele.

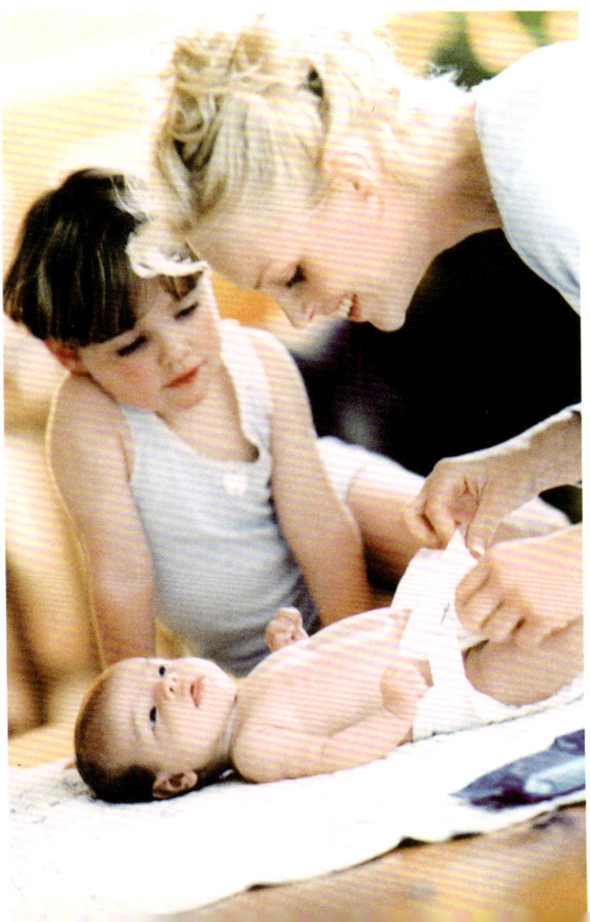

TROCA DE FRALDAS

- Até você estar confiante o suficiente para trocar o bebê no seu colo, use um suporte ou uma toalha dobrada sobre uma mesa ou sua cama, mas cuide para que o bebê não possa cair.
- Deixe todos os produtos necessários para a troca de fralda prontos e certifique-se de que o quarto esteja quente antes de tirar a roupa do bebê.
- Sempre limpe as meninas de frente para trás, na direção do ânus. Uma boa lavagem com bastante água é a melhor maneira de remover qualquer traço de fezes e urina.
- Seque as nádegas e as coxas do bebê bem e com suavidade, prestando atenção a todas as dobras, antes de colocar a fralda limpa.
- Se o bumbum do seu bebê estiver vermelho, pode ser uma irritação provocada pela urina e pelas fezes; a pele do bebê é muito delicada. Trocas de fralda mais frequentes e mais cuidado com a limpeza podem ajudar. Cremes naturais de calêndula são bons para acalmar um bumbum machucado, mas também é útil deixar o bebê mover as pernas sem colocar a fralda, para que o ar chegue à pele.
- Se o bumbum parecer muito machucado e as fraldas cheirarem a amônia, peça ajuda a um médico ou enfermeira. Alergia a fraldas pode ser muito dolorosa e deixar seu bebê triste.

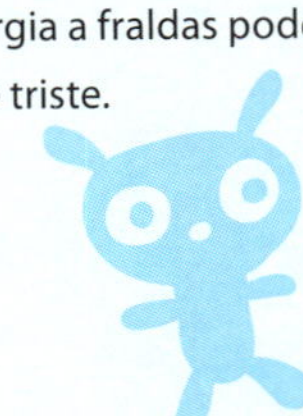

A troca de fraldas é outra oportunidade para que você e outros membros da família se comuniquem com o bebê.

Em seis semanas

Quando seu bebê tiver seis semanas de idade, você já estará se acostumando à nova vida como mãe. Fisicamente, tudo deve estar voltando ao normal também.

Seu exame pós-parto

No seu exame pós-parto, o médico ou parteira irá querer saber:

- Seu peso está na meta desejada?
- Seus rins estão funcionando de maneira adequada? Pode ser que você tenha de fazer um exame de urina.
- Sua pressão sanguínea está normal?
- Seus pontos já estão curados? Se você ainda sentir desconforto, avise o médico.
- Seu ventre voltou ao tamanho normal de antes da gravidez?
- Você ainda tem sangramentos? Algum corrimento vaginal?
- Como você está se sentindo? Se estiver muito cansada, triste ou deprimida, converse com seu médico.

Seu bebê no exame de seis semanas

No exame de seis semanas do bebê, o médico irá querer saber o seguinte:

- Como ele está se sentindo?
- Ele tem uma rotina de sono?
- Ele está começando a sustentar a cabeça?
- O som das batidas do coração dele parece saudável? O médico irá escutá-las no exame.
- O bebê consegue seguir os objetos com os olhos?
- Ele reage a barulhos?
- A articulação do quadril encaixa-se adequadamente no osso?

EXAMES DE AUDIÇÃO PARA RECÉM-NASCIDOS

- Noventa por cento dos bebês nos EUA passam por uma verificação da audição atualmente, em geral no hospital, um dia ou dois dias depois do nascimento. A verificação usa dois exames simples sem dor para o bebê. O exame de Emissões Otoacústicas é realizado com um pequeno fone (com alto falante e microfone) colocado na orelha do bebê. Um som curto é tocado e, se a cóclea estiver funcionado sem problemas, o fone captará um eco. O exame de Resposta Cerebral Auditiva Automatizada registra a atividade do cérebro em resposta aos sons. Uma série de sons curtos é tocada por fones de ouvido nas orelhas do bebê e um pequeno sensor na cabeça dele registra a atividade cerebral, mostrada no computador.

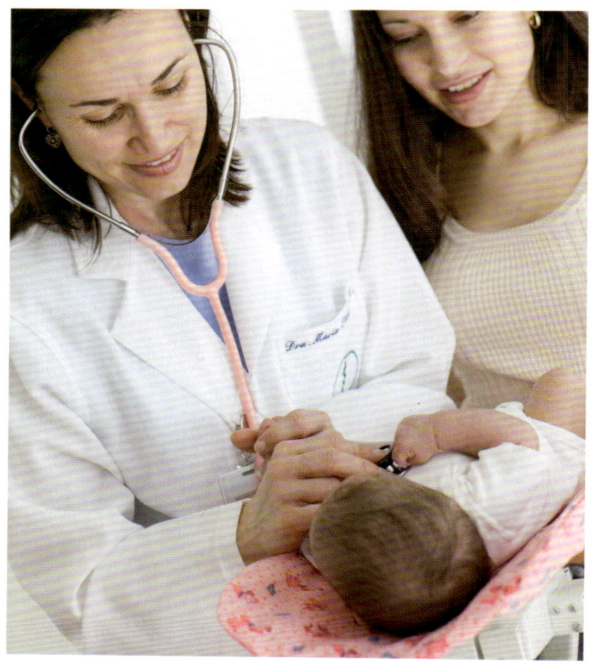

O exame de seis semanas é um grande evento para o bebê. Você pode ficar ansiosa, mas é normal.

SEU CORPO AGORA

Após o exame de seis semanas, e com a permissão do médico ou da parteira, você pode retomar uma vida mais ativa, caminhando, nadando, correndo, praticando aeróbica, andando de bicicleta e assim por diante. Também poderá retomar uma vida sexual normal; você pode fazer isso até mesmo antes do exame de seis semanas, mas é melhor esperar pelo menos quatro semanas depois de ter o bebê. Os níveis mais baixos de hormônios podem deixar a vagina seca, portando, você pode usar lubrificante. Experimente posições diferentes. De lado ou com você por cima dão a você um controle maior e colocam menos pressão na sua cicatriz, se tiver tido uma laceração ou episiotomia.

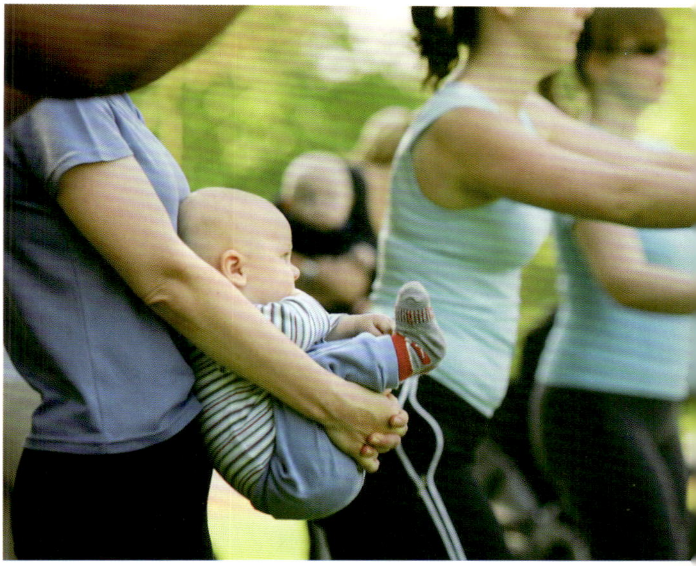

Você pode estar ansiosa para voltar à forma, mas nervosa em se afastar do bebê enquanto faz isso.

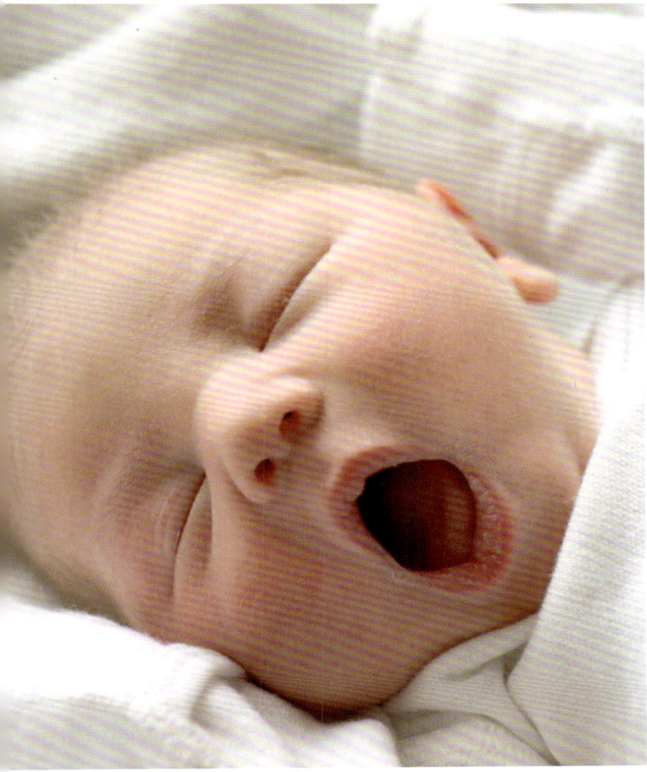

Com seis semanas, seu bebê se sente estabelecido em seu novo mundo e pode estar se ajustando a uma rotina de alimentação e sono.

AGORA SÃO SEIS (SEMANAS)

Com cerca de um mês de idade:

- Seu bebê consegue pressionar os pés para baixo quando é segurado em pé e faz movimentos de reflexo como se estivesse andando, mas os braços são mais ativos do que as pernas.
- Suas pupilas reagem à luz e ele pode seguir um objeto em movimento a cerca de 15 a 25 cm de distância. Ele olha para o seu rosto quando você o alimenta ou fala com ele. A agilidade dele está aumentando o tempo todo.
- Ele se assusta com barulhos repentinos, mas dorme sem ser perturbado pela maioria dos barulhos normais da casa.
- Ele chora alto quando tem fome ou está desconfortável e solta pequenos resmungos quando está contente.
- Ele solta pequenos sons quando falam com ele e agarra seu dedo quando você toca a palma da mão dele. Ele aprende durante o tempo todo em que está acordado, por isso, use esse tempo para conversar, cantar e brincar com brinquedos que produzem sons.

Voltando à forma

Pilates e ioga, exercícios sem movimentos bruscos que alongam e fortalecem seu corpo, ajudarão a recuperar sua forma. Eles também irão melhorar sua postura e aliviar a tensão em seus ombros por erguer e carregar seu bebê constantemente. Tente o seguinte:

TONIFICADORES DA BARRIGA

1 Deite virada para cima com os joelhos dobrados e os pés abertos alinhados com os quadris. Descanse os braços sobre a barriga. Deixe a pélvis neutra, nem inclinada para frente, nem inclinada para trás. Se você colocasse uma tigela com água sobre ela, não haveria risco de derramar. Inspire e, ao expirar, relaxe a frente da pélvis, permitindo que o umbigo e os músculos da parte de baixo do abdômen sejam puxados para baixo na direção da coluna. Imagine que você está deitada em uma rede e segure os músculos abdominais nessa posição, sentindo a coluna se alongar. Quando inspirar novamente, relaxe os músculos novamente. Repita cinco vezes.

2 Começando na mesma posição do exercício anterior, inspire e, ao expirar, abaixe a parte inferior do abdômen, puxando o umbigo na direção da coluna e alongando o cóccix (mas sem tirá-lo do chão). Ainda expirando, deslize a perna direita para o chão e estique o braço direito acima da cabeça para tocar o chão. Alongue o corpo desde a ponta dos dedos do pé, sem deixar que sua coluna se curve. Inspire enquanto leva o braço e a perna de volta para a posição inicial. Repita o exercício cinco vezes de cada lado.

VÁ COM CALMA

Volte a uma rotina de exercícios com calma. Isso é especialmente importante se você tiver passado por uma cesariana ou se estiver com muita dor na parte inferior da coluna. Uma aula de exercícios pós-parto especializada ajudará nessas situações e o professor também poderá tratar seus problemas particulares. Às vezes, ajustes muito sutis no programa de exercícios pode ser a diferença entre sofrimento e benefícios, você só precisa saber o método correto!

Mães muito jovens parecem voltar à forma com um mínimo de esforço, mas, quando ficamos mais velhas, temos de trabalhar muito mais.

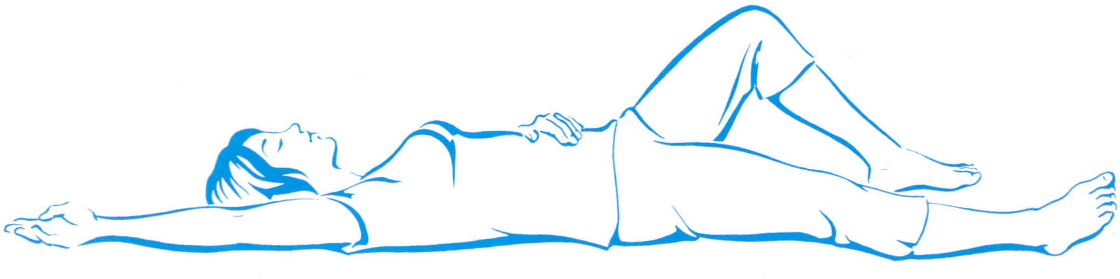

Exercícios que alongam e fortalecem seu corpo ajudarão a recuperar sua forma.

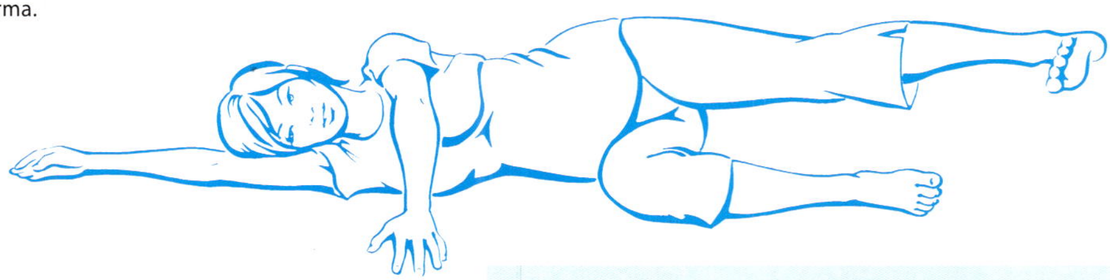

BUMBUM MAIS FIRME

Deite sobre o lado direito do corpo em linha reta, com o braço esticado e a cabeça apoiada nele. Dobre a perna direita à sua frente. Use o braço esquerdo para apoiá-la e mantenha a cintura afastada do chão enquanto mantém o tronco esticado. Erga a perna esquerda até alinhá-la com seu quadril, a cerca de 15 cm do chão. Gire a perna levemente a partir do quadril e flexione o pé na direção do seu rosto. Expire enquanto ergue lentamente a perna a cerca de 18 cm e, depois, inspire e desça a perna. Erga e desça a mesma perna 10 vezes sem tocar o chão entre elas, expirando ao erguer e inspirando ao baixar. Depois, vire-se e repita do outro lado.

ALÍVIO DO ESTRESSE NA PARTE SUPERIOR

Deite de costas com os joelhos dobrados e os pés separados na linha do quadril, apoiados no chão. Mantenha o pescoço esticado, usando um travesseiro pequeno embaixo se precisar. Erga os dois braços na direção do teto, permitindo que as omoplatas saiam do chão. Estique até a ponta dos dedos, alongando um dos braços o máximo possível. Expire enquanto deixa todo o ombro voltar para o chão. Repita com o outro braço, depois, repita 10 vezes com cada braço, alternando.

MELHOR EXERCÍCIO PÓS-PARTO

PILATES Experimente exercícios no chão que usem o abdômen como uma forte âncora a partir da qual o resto do corpo pode ser alongado e fortalecido com segurança. Os exercícios podem ajudar com diversos problemas e também irão melhorar sua postura e lhe proporcionar quadris mais estreitos, coxas mais bonitas e músculos do abdômen e das costas mais fortes. Eles são altamente recomendados se você teve problemas nas costas depois da gravidez.

IOGA Posturas de alongamento podem fortalecer e tonificar o corpo, assim como deixá-lo mais elástico e flexível, o que é útil para lidar com o bebê. A ioga ajuda os órgãos internos a trabalhar com mais eficiência, auxiliando na digestão e na circulação e proporcionando um sentimento geral de bem-estar.

MÉTODO PUTKISTO Um método de alongamento, desenvolvido com a ajuda de um quiroprático e um médico de esportes. Ele a ajuda a ficar em posições que você pensou que somente ginastas olímpicos conseguissem. O Método Putkisto alonga os músculos e dá espaço a órgãos internos que ficaram comprimidos e apertados por conta da má postura.

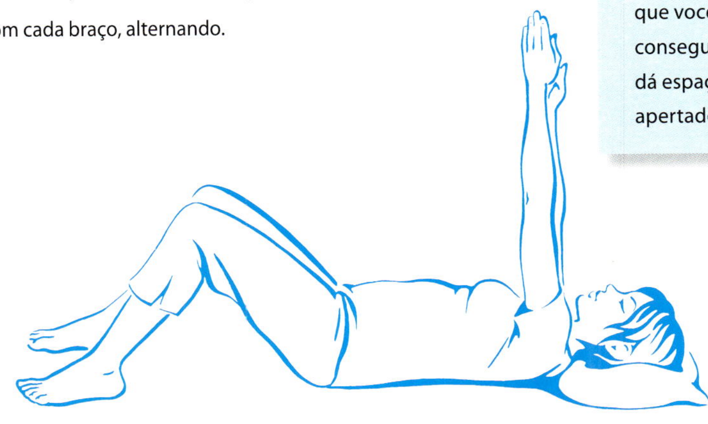

Não se exercite com muito vigor, especialmente se você passou por uma cesariana. Busque orientação especializada sobre exercícios pós-parto para que você aproveite sua rotina de atividades ao máximo.

Seu bebê até o terceiro mês

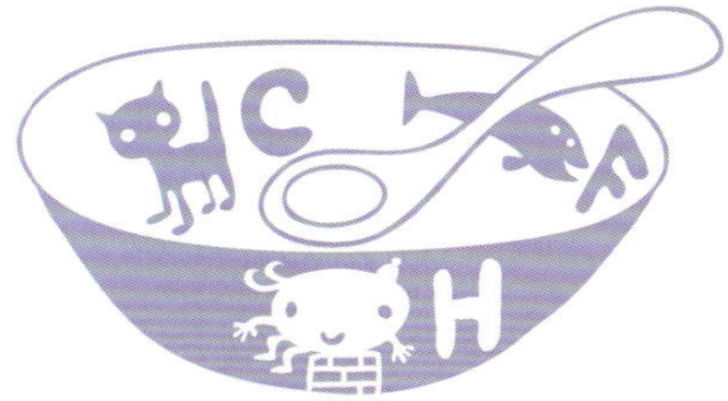

Aproveite ao máximo essas preciosas semanas, durante as quais você e seu parceiro poderão conhecer o bebê e se adequar à nova vida como pais.

SEMANAS 1 a 2

O bebê fica acordado somente 10% do tempo. Quando ele está acordado, ele pode ficar olhando ao seu redor em silêncio ("alerta silencioso") e focando gradualmente no seu rosto. Do seu ponto de vista, é um ótimo momento para criar laços, à medida que você repara que ele assimila mais um pouco do seu rosto a cada dia.

SEMANAS 3 a 4

Ele agora se assusta com barulhos altos e está começando a erguer e sustentar a cabeça.

SEMANA 5

Quando você aperta um brinquedo que faz barulho ou toca um pequeno sino, ele vira a cabeça na direção do som.

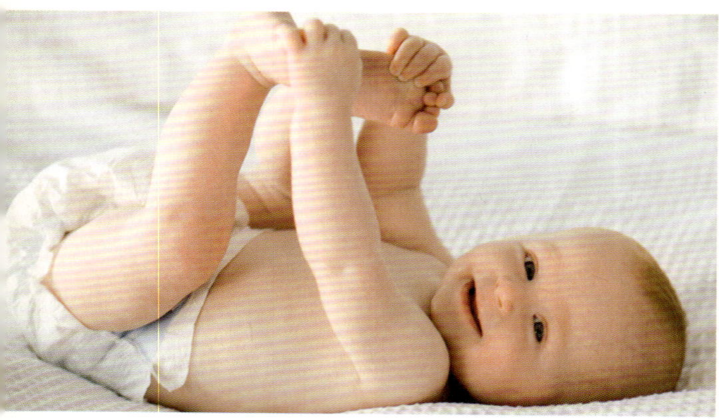

Um bebê pequeno aprende novas habilidades todos os dias e começa a interagir com o mundo ao seu redor.

SEMANA 6

Você pode reparar que ele está produzindo sons com mais de uma sílaba. As primeiras palavras dele! Comece a brincar mais com ele quando perceber que ele está disposto. Se ele parecer desinteressado, pode não estar com vontade de brincar. Tente mais tarde.

SEMANA 7

Ele pode começar a se virar com esta idade e, quando você bater palmas, ele pode tentar copiá-la.

SEMANA 8

Ele está focando melhor em objetos pequenos, como botões. Incentive essa habilidade, mas não coloque nada pequeno ao alcance dele: logo ele conseguirá pegar pequenos objetos e há o risco de ele engasgar.

SEMANA 9

O bebê agora pode estar rindo em voz alta quando você faz cócegas nele ou fala com ele e soltando gritinhos de prazer quando a vê.

SEMANA 10

Ele pode já conseguir balançar um chocalho e rir do som que ele faz.

SEMANAS 11 a 12

Quando ele a ouve falar, ele vira para vê-la. Quando você o coloca sentado, ele pode conseguir sustentar a cabeça alinhada com o resto do corpo; e, quando você o coloca em pé, ele pode começar a colocar algum peso nas pernas, embora não consiga ficar estável ainda.

CROSTA LÁCTEA (CASPA EM BEBÊS)

A crosta láctea é inofensiva, mas desagradável, fazendo com que o couro cabeludo pareça ter escamas, com a pele caindo em flocos. Você pode passar azeite de oliva na cabeça do bebê e deixar por duas horas antes de tirar, esfregando com energia com uma toalha seca e que não seja macia. Tire o excesso de óleo com xampu na hora do banho.

Olhos grudentos

Este é outro problema comum em bebês, que deve ser tratado assim que você nota a primeira secreção. Faça uma solução de água e sal, usando uma colher de chá rasa de sal em 568 ml de água fervida e resfriada e limpe os olhos dele com ela, usando um algodão. Algumas mães também descobriram que limpar o olho afetado com leite materno também ajuda a melhorar os olhos grudentos.

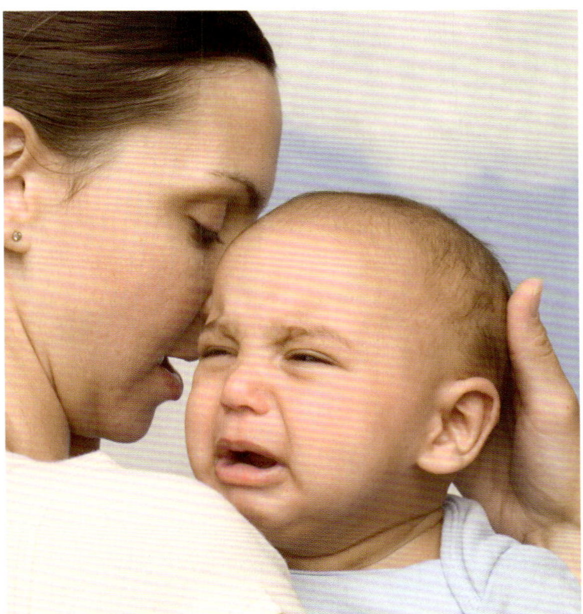

Quando os bebês parecem inconsoláveis na maioria das noites, mas, em outros momentos, estão felizes e saudáveis, dizemos que estão com cólica.

Quão pequeno você é?

Use este espaço para colocar a marca da mão ou do pé do bebê.

Chore, bebê!

Por quanto tempo o bebê deve chorar? Pesquisas na década de 1980 descobriram que os bebês choram em média duas horas por dia quando têm seis semanas de idade, embora um em cada quatro continuasse chorando por mais de três horas. A boa notícia é que, aos três meses, a maioria chora por não mais do que uma hora por dia.

Se seu bebê ficar inconsolável e chorar por horas, ele pode estar com cólica. Primeiramente, verifique se ele não precisa ser trocado, alimentado ou colocado para arrotar e se não está com febre, alergia ou outro sinal de doença. Pegá-lo no colo e carregá-lo no seu ombro pode reconfortá-lo e aliviar a dor na barriga (de gases presos), e uma infusão fraca de erva-doce adoçada com mel também pode ajudar (três ou quatro vezes ao dia).

A rotina do seu bebê nos primeiros três meses

Se você é uma pessoa de hábitos – se a sua vida gira em torno de horários regulares para refeições e padrões de sono –, é natural esperar que seu bebê não escolha uma rotina que desarrume a sua. Porém, escolher entre estabelecer ativamente uma rotina para o seu bebê ou seguir o fluxo é uma grande área de discussão.

Os bebês gostam de rotina, faz com que eles se sintam felizes e seguros; e, deixados por sua própria conta, eles cairão em uma rotina que você pode aproveitar. Por exemplo, você logo descobrirá quanto tempo seu bebê gosta de dormir depois de se alimentar e em quanto tempo depois do sono ele precisará se alimentar novamente. Você pode ajudar o processo com rotinas próprias, como sempre fazer as coisas em uma ordem especial: banho antes de dormir, por exemplo, e músicas e brincadeiras depois da troca de fraldas.

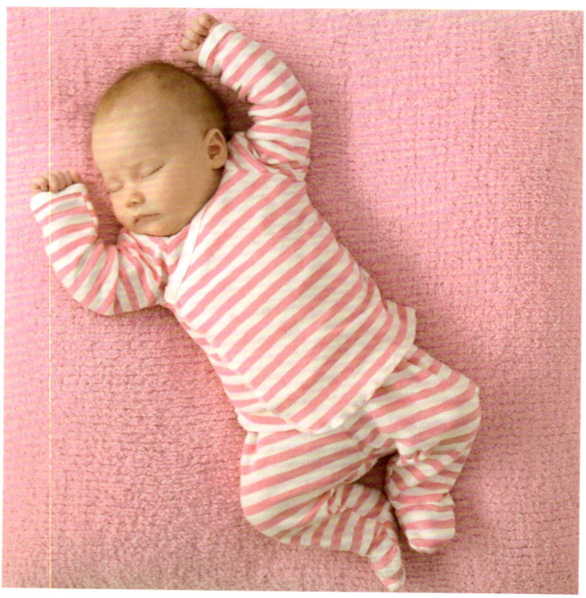

PRÓS E CONTRAS DA ROTINA

Alguns pais adoram rotinas para bebês, outros, detestam. Pense bem no que é melhor para você.

PRÓS

- Você tem uma estrutura melhor para o seu dia e uma sensação de controle.
- Os bebês ficam mais felizes e animados quando sabem o que acontecerá em seguida, mesmo tão novos.
- Se o seu bebê for dormir cedo, você poderá passar mais tempo com seu parceiro.
- Se a rotina funcionar, você já poderá até dormir a noite inteira quando seu bebê tiver seis semanas de idade!

CONTRAS

- Se você estiver amamentando, seu bebê irá ditar o padrão das refeições, portanto, impor uma rotina pode ser uma batalha.
- Uma rotina torna sua vida inflexível, o que é difícil se você tem um estilo de vida em que costuma sair muito de casa, pois você ficará presa enquanto seu bebê estiver dormindo.
- Já pode ser difícil lidar com as primeiras semanas de maternidade sem a tarefa extra de ditar um horário para o bebê.
- Se for complicado manter a rotina ou se seu bebê não entrar nela, você pode se sentir fracassada.

Ajuste-se à rotina natural do bebê se não estiver impondo uma rotina a ele. Descubra o que é melhor para você.

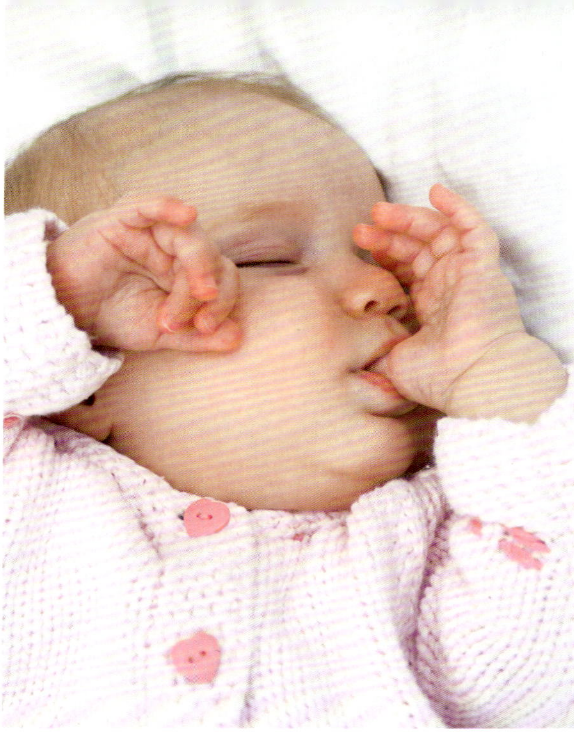

As rotinas para bebês tornaram-se populares por conta do método do Dr. Frederic Truby King na década de 1950.

Quando você permite que o bebê dite sua própria rotina, você deixa que ele durma por quanto tempo quiser. Se você detesta a ideia de acordar o bebê – e muitos especialistas em crianças detestam –, entrar na rotina do bebê pode ser a sua melhor opção. Isso pode significar, no entanto, (principalmente nas primeiras semanas) que o bebê irá dormir em horários diferentes dia a dia ou semana a semana. Também existe a chance de que o bebê durma tanto durante o dia que ele ficará acordado a maior parte da noite, quando vocês podem estar prontos e ansiosos por um tempo sem ele, para relaxarem como casal.

Se você acha que uma abordagem mais regimental seja melhor para você, há diversos livros no mercado que defendem rotinas rigidamente administradas para bebês. Dizem que essas rotinas farão com que o bebê durma a noite toda desde cedo, que ele terá menos probabilidade de sofrer de cólicas e que ele se alimentará bem e com regularidade tanto de leite materno quanto de mamadeira. A ideia de adotar uma rotina pode parecer ótima se você gosta de rotinas. No entanto, da mesma forma, se você gosta de criar hábitos, quer mesmo ter a rotina de outra pessoa imposta a você?

UMA ROTINA DIÁRIA PARA O SEU BEBÊ

Bebês criados com rotinas rígidas estão acordados, trocados e alimentados às sete da manhã (mas você também estará?). Aqui está uma programação que funciona para bebês de seis a oito semanas que estão sendo amamentados:

- Refeições às: 7:00, 10h45, 14h/14h30, 18h15, 22h30.
- Sonecas: das 9h às 9h45, das 11h45 às 14, das 16h30 às 17.
- O horário de dormir é às 19h, mas o bebê é acordado novamente às 22h ou 22h30 para uma refeição da noite que deve incentivá-lo a dormir a noite toda. Você deve acordar o bebê da soneca desenrolando-o dos panos e ligando as luzes, para que ele acorde naturalmente. As refeições da noite nunca devem ser muito agitadas (luzes fracas, pouca bagunça, etc) para que o bebê reconheça que é hora de dormir, não de brincar.time, not play time.

O que eu fiz

....

....

....

....

....

....

....

Seu bebê dos três aos seis meses

Nenhum bebê se desenvolve igual ao outro, mas alguns "marcos" têm sido observados com tanta precisão que é possível prever aproximadamente o que deve acontecer e quando. Aqui está o que você deve esperar nos primeiros três a seis meses:

TRÊS MESES Agora, o corpo do seu bebê está totalmente esticado e as pernas estão estendidas. As mãos deles ficam abertas, embora a maioria dos bebês não consiga segurar nada por muito tempo. Intelectualmente, seu bebê está dando sinais de curiosidade sobre o mundo ao redor dele e principalmente sobre você e o que você está fazendo!

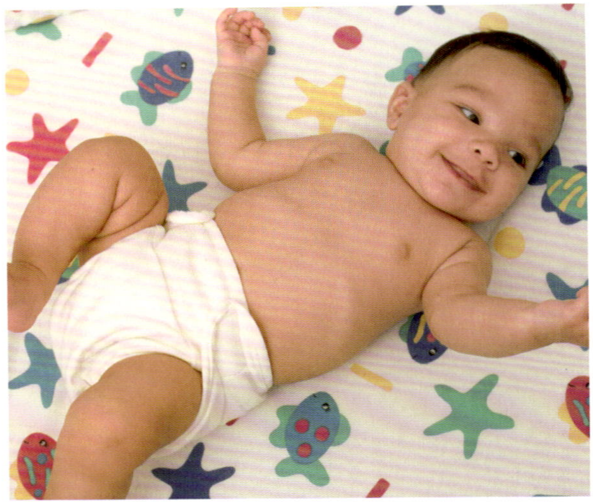

Dê ao seu filho a chance de movimentar as pernas livremente sem a restrição das roupas.

CURANDO O CHORO

Experimente o seguinte:

- Coloque música clássica para ele.
- Leve-o para passear no carrinho de bebê.
- Dê um abraço pele a pele nele.
- Cante canções de ninar.
- Envolver o bebê em panos bem apertados faz com que ele se lembre do conforto no ventre.
- Sugar os seios, uma mamadeira ou uma chupeta ajuda o bebê a relaxar.
- Chiados – um som de chiado ("shhh") alto vindo de você ou de um secador de cabelos ou aspirador de pó supostamente se parece com o barulho que o bebê ouvia no ventre, do fluxo do sangue nas suas artérias.

QUATRO MESES Seu bebê agora consegue rolar de um lado para o outro e consegue ficar deitado de costas. Ele também consegue se sustentar sobre os próprios braços e descobriu suas próprias mãos, que ele suga e com as quais brinca. A fala está começando a se desenvolver, ele pode produzir sons como "má" e "pá", embora não entenda o que está dizendo. A hora de se alimentar o deixa muito animado agora e ele adora ser erguido para ver o que acontece ao redor.

CINCO MESES Se você colocar o bebê de bruços, ele irá levantar bem a cabeça e, quando está deitado de costas, ele consegue rolar e ficar de lado. Ele descobriu os pés e gosta de sugá-los; na verdade, ele parece um iogue, é muito flexível! Com essa idade, ele também está começando a perceber quando as coisas estão diferentes, estranhas ou assustadoras e ele pode expressar medo, aversão e raiva.

PRONTO PARA ALIMENTOS SÓLIDOS?

Os alimentos sólidos normalmente não devem ser introduzidos antes dos seis meses, mas os critérios para introduzir "comida de verdade" são:

- Quando o bebê está com o dobro do peso do nascimento (geralmente, aos seis meses).
- Quando ele consegue suportar a cabeça e sentar bem quando suportado (por exemplo, apoiado em almofadas na sua cadeira alta).
- Quando ele consegue lidar com os alimentos que são colocados na boca dele. Se for muito cedo, ele irá rejeitá-los. Os bebês nascem com um reflexo de propulsão, que faz com que eles empurrem a comida para fora da boca como uma proteção contra o risco de engasgar. Se o bebê fizer isso quando você tentar alimentá-lo, espere mais. Ele ainda não está pronto.
- Ele não parece satisfeito com o leite, por exemplo, acorda regularmente durante a noite, pedindo comida.
- Ele começa a tentar pegar a sua comida (embora ela esteja fora dos limites para ele).

Se você decidir dar ao seu bebê alimentos sólidos antes dos seis meses, prefira o arroz para bebês e purês de frutas e legumes. Evite trigo (inclusive torradas), laticínios, frutas cítricas e frutas pequenas (como morango, amora e framboesa), nozes, peixes, ovos, mel, sal e açúcar. Esses alimentos têm mais probabilidade de causarem problemas de saúde ou disparar alergias.

Como você cresceu

Use este espaço para uma nova marca do pé ou da mão. Como seu bebê cresceu!

SEIS MESES Com seis meses, seu bebê consegue se virar em todas as direções. Ele provavelmente consegue sentar sem suporte também, por alguns segundos. Ele consegue segurar objetos entre o dedo e o polegar e pode ser capaz de girar o pulso. Se você mostrar o reflexo dele em um espelho, ele ficará feliz e intrigado. Esta é a idade em que os bebês passam pelo desmame e ele vai mostrar uma preferência por determinados alimentos.

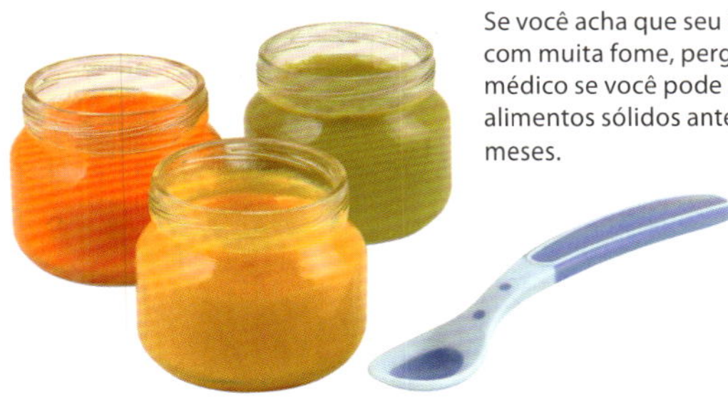

Se você acha que seu bebê está com muita fome, pergunte ao médico se você pode introduzir alimentos sólidos antes dos seis meses.

A rotina do seu bebê dos três aos seis meses

Agora que seu bebê não é mais um recém-nascido, você irá notar algumas mudanças nele. Além de ele estar fisicamente mais desenvolvido, o choro muda e ele agora o usa para se comunicar com você. O choro dele começa a imitar a linguagem dos adultos e ele o usa, junto com as expressões do rosto, para dizer o que quer.

O padrão de sono dele muda também e, mesmo que você não tenha imposto uma rotina para ele, ele provavelmente impôs uma a si mesmo, com a tendência de dormir nos mesmos horários do dia em relação às refeições e aos horários de brincar. É útil observar esse padrão e usá-lo para seu próprio benefício. Isso significa que você sabe aproximadamente quando, e por quanto tempo, você poderá cuidar de outras coisas, e sempre parece ter muito a ser feito com um bebê pequeno em casa! Se você não estiver usando fraldas descartáveis, terá roupa para lavar; e, se você estiver usando mamadeira para o bebê, o processo de lavar

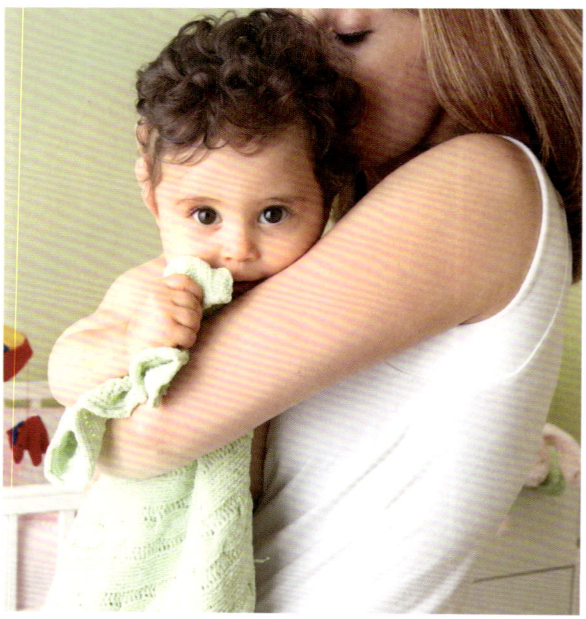

A hora da soneca do bebê é a sua oportunidade para resolver outras coisas.

A ROTINA TÍPICA

As rotinas variam sutilmente para o seu bebê conforme ele cresce.

De três a seis meses, uma rotina típica inclui refeições às 7h, 11h, 14h15/14h30, 18h15, 22h30 e sonecas das 9 às 9h45 e das 12h às 14h/14h15. Seu bebê não dorme mais de três horas durante o dia (você ainda o está incentivando a acordar "naturalmente" acendendo as luzes, tirando as cobertas e movimentando-se pelo quarto) e isso o incentiva a dormir mais à noite. A rotina também inclui um banho às 18h, seguido por uma massagem antes de colocar o pijama nele. A refeição das 18h15 é a refeição antes de dormir, mas ele tem algum tempo para se acostumar com a ideia de ir para cama, com as luzes mais fracas enquanto ele fica na cadeirinha de balanço e você silenciosamente arruma as coisas perto dele por cerca de 10 minutos. Depois, ele é colocado para dormir às 19h, no escuro e com a porta fechada. A refeição tarde da noite é somente para que ele não acorde com fome durante a noite.

as mamadeiras e fazer leite fresco toma muito tempo e não é algo que possa ser adiado. Você tem de fazer isso todo dia.

No entanto, o tempo exato que você terá para tudo o que precisa fazer é impossível de prever. Estudos mostram que, mesmo desde o nascimento, a necessidade individual de sono varia muito. Entretanto, com três ou quatro meses, o bebê deve estar pronto para um berço mais espaçoso com a lateral móvel e, se ele não estiver mais acordando para mamar à noite, você pode colocá-lo em seu próprio quarto, desde que você ainda consiga ouvi-lo à noite se ele acordar e chorar. Use o quarto dele para as sonecas dele também.

O início da noite geralmente é um momento ruim para as novas mães, cansadas de cuidar do bebê o dia inteiro, e os bebês tendem a ficar um pouco fora de controle nessa hora também. O fato de você, sem perceber, estar apressando a amamentação ou a troca de fraldas para ter tempo de fazer o jantar pode piorar o estado do bebê; e, em troca, você ficará ainda mais irritada. Se você conseguiu estabelecer uma rotina e seu bebê a estiver seguindo, a tensão a que vocês dois estão suscetíveis pode ser equilibrada. Se o seu bebê é do tipo que chora inconsolavelmente durante todo o início da noite, talvez você tenha de aceitar que todo o resto deve esperar enquanto você fica com ele no colo, ou

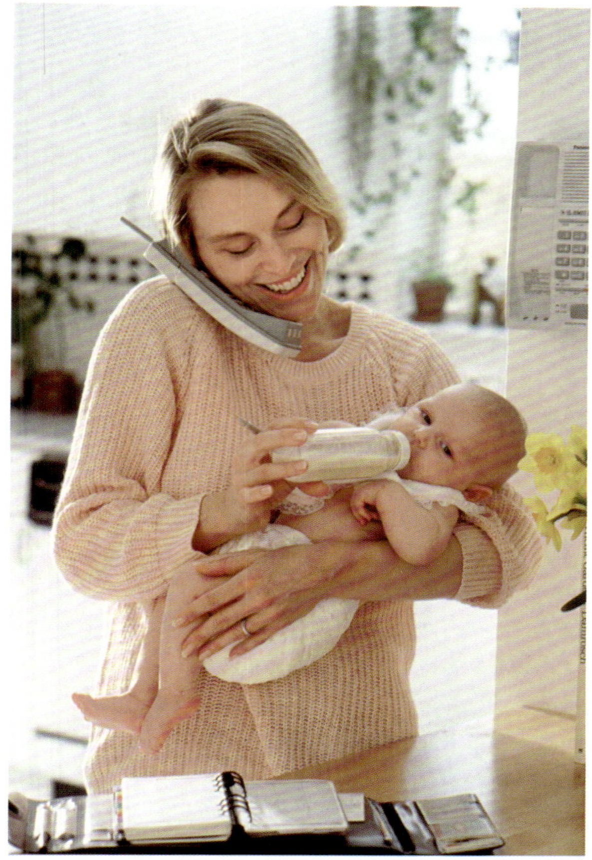

Seu bebê irá adorar fazer parte do seu mundo multitarefas! Mantê-lo perto de você ajuda a fortalecer os laços.

você pode escolher alterar um pouco sua própria programação, usando esse tempo para uma caminhada com o cachorro ou colocando o bebê na cadeirinha do carro e dirigindo para algum lugar (tente combinar com algo que você precise fazer, para os dois aproveitarem a saída).

Se o seu parceiro estiver por perto para ajudar, aproveite ao máximo e deixe-o dar banho no bebê ou alimentá-lo. Seu bebê provavelmente ficará tão feliz de ver um rosto novo quanto você de entregá-lo a quem queira ajudar.

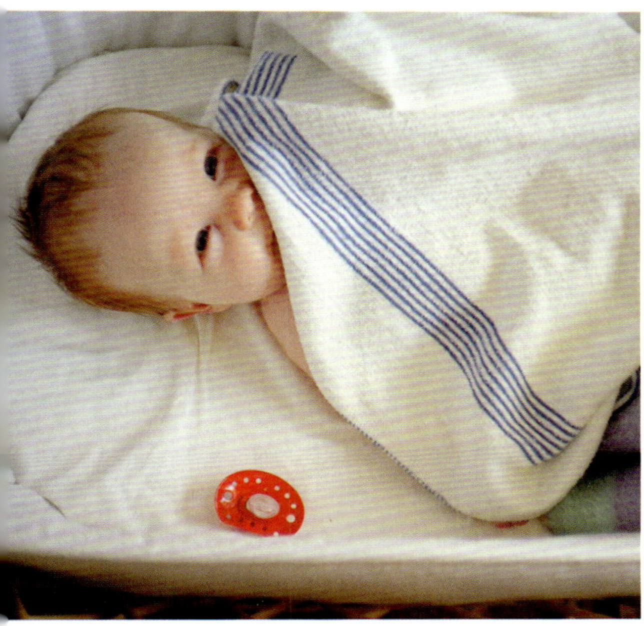

Sempre coloque o bebê para dormir de costas, para diminuir o risco de morte no berço.

Seu bebê dos seis aos nove meses

Aos seis meses de idade, seu bebê consegue usar bem suas habilidades. Este é o momento recomendado para introduzir alimentos sólidos – comida de verdade – na dieta dele, o que também permite que ele participe mais ativamente da vida da família, sentado à mesa na sua cadeira alta. Mesmo que ele precise de algumas almofadas ao redor, ele logo sustentará o próprio corpo quando estiver sentado e ele também está quase pronto para engatinhar, suportando a parte de cima do corpo sobre os braços estendidos e dobrando os joelhos. Se ele não engatinhar e, em vez disso, se arrastar (sentado, ou usando uma perna para se lançar para frente), tudo bem. O que importa é que ele está se movendo. No entanto, quando isso acontecer, fique atenta. Ele logo ganhará velocidade e precisará ser observado. Incentive a curiosidade dele, colocando brinquedos fora do seu alcance para que ele tenha um motivo para ir até eles, mas sempre coloque a segurança em primeiro lugar. Tire do caminho objetos frágeis, tigelas de comida de animais de estimação e latas de lixo. Deixe fora do alcance dele qualquer coisa que ele possa engolir e verifique se os móveis não podem ser puxados com facilidade se ele se segurar neles.

Calças e jeans são boas "roupas de trabalho" para o bebê neste estágio, já que ele irá se sujar muito mais do que antes e os joelhos dele também vão sofrer bastante.

MARCOS

SENTAR SEM APOIO

- Quando? 7 a 8 meses.

ENGATINHAR

- Quando? 6 a 9 meses.

PULAR E DANÇAR QUANDO VOCÊ O SEGURA EM PÉ

- Quando? 6 a 8 meses.

ENTENDER QUANDO VOCÊ DIZ "NÃO"

- Quando? 8 meses.

FICAR MAIS VOLUNTARIOSO

- Quando? 9 meses.

USAR AS PRIMEIRAS PALAVRAS, BEBÊ, PAPÁ, MAMÁ

- Quando? 7 meses.

BALBUCIAR E GRITAR

- Quando? 8 meses.

SEGURANÇA EM PRIMEIRO LUGAR

- Nunca deixe o bebê sozinho, a não ser que ele esteja dormindo no berço.
- Retire todos os móveis com pontas e cantos afiados do alcance dele.
- Não deixe fios atravessados no chão.
- Cubra todas as tomadas com protetores.
- Proteja as lareiras.
- Certifique-se de que as portas dos armários não podem ser abertas pelo bebê.
- Saiba exatamente o que está ao alcance dele o tempo todo e certifique-se de que é seguro para ele.
- Pense em comprar um cercadinho para bebês se você tiver espaço. Algumas pessoas detestam esta ideia porque acham que eles se parecem com jaulas para bebês. Outras acham que são valiosos. O bebê fica seguro, com brinquedos em volta dele, enquanto você resolve outras coisas por perto.

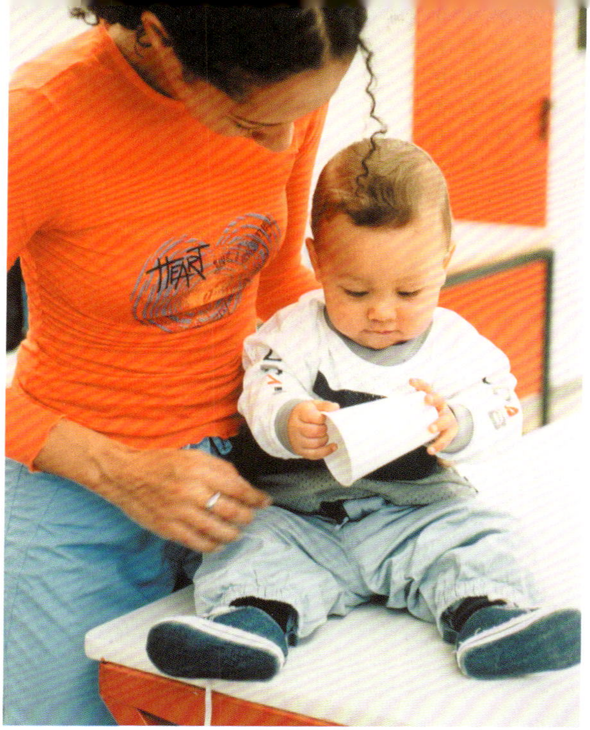

Os bebês são naturalmente questionadores. Incentive a curiosidade do bebê dentro de limites seguros.

Olhe só para você agora!

Use este espaço para colocar uma foto do bebê.

O QUE É NORMAL?

AOS 6 MESES

- Passar brinquedos de uma mão para outra.
- Segurar brinquedos com uma mão só.
- Rolar para os dois lados.
- Ganhar o primeiro dente.
- Fazer barulho com a língua e outros barulhos engraçados.

AOS 7 MESES

- Cutucar objetos para que eles se movam.
- Sentar sem ajuda.
- Ficar mais barulhento, batendo objetos.
- Mandar beijos.

AOS 8 MESES

- Empurrar ou puxar objetos, não deixe nada pendurado (pode ser perigoso).
- Engatinhar ou arrastar-se.
- Bater palmas.
- Acenar.
- Pegar alimentos que são comidos com as mãos.

AOS 9 MESES

- Jogar comida no chão.
- Usar os móveis como impulso para ficar em pé.
- Descobrir como colocar um brinquedo em cima de outro.

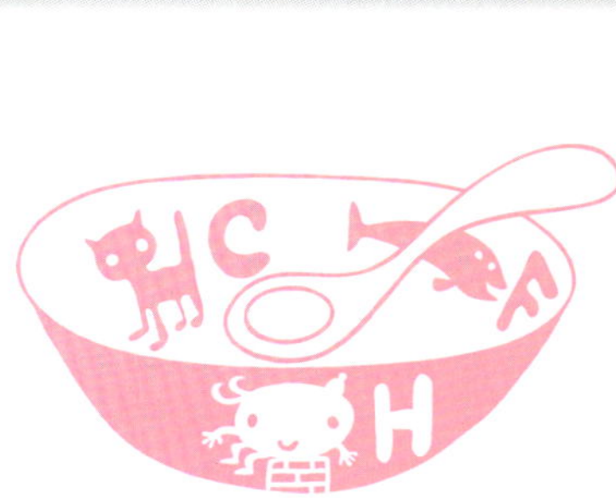

A rotina do seu bebê dos seis aos nove meses

Os marcos físicos alcançados neste trimestre do primeiro ano do bebê trazem mudanças inevitáveis na sua rotina também. À medida que seu bebê começa a ingerir alimentos sólidos, você irá querer incluí-lo nos horários de refeições que coincidem com os seus. Comer "comida de verdade" terá um impacto nos níveis de energia dele e ele pode ter alguns problemas digestivos que precisam ser cuidados. Ele também está começando a ganhar os dentes e está ficando mais ativo. Todas essas novidades na vida dele podem fazer com que ele esteja pronto para uma rotina regular com bastante sono, mas também podem fazer com que ele fique irritável, muito cansado, desconfortável ou superestimulado, o que pode interferir no sono dele... e no seu.

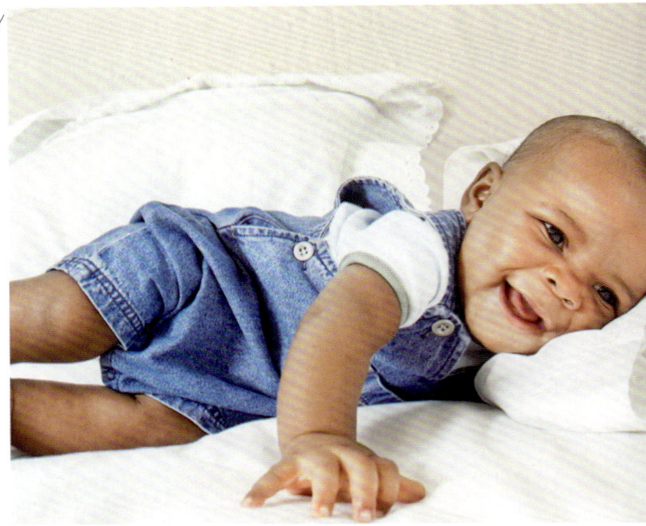

Não deixe a rotina tirar a diversão do dia do seu bebê, ele se diverte com algo simples como ficar rolando.

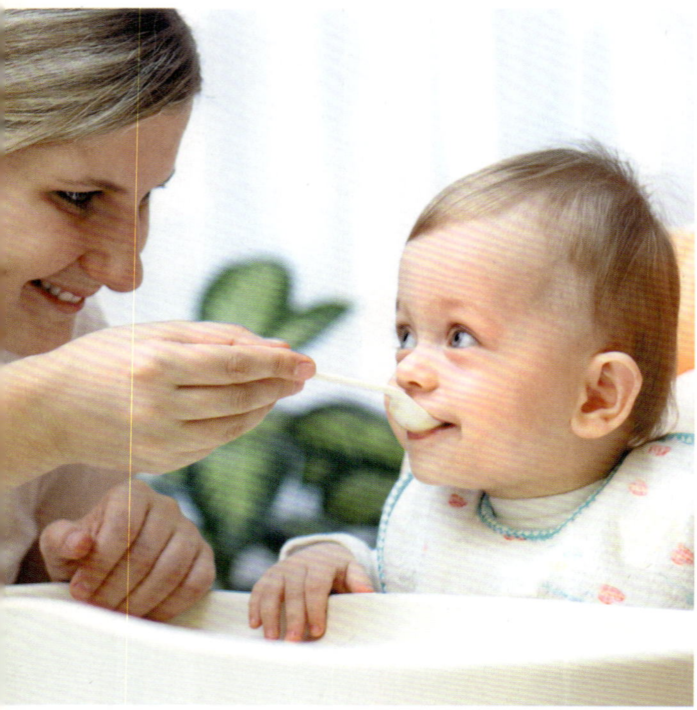

Se você estiver seguindo uma rotina rigorosa, seu bebê continuará mais ou menos no mesmo ritmo de antes, com refeições às 7h, 11h45, 14h30, 17h e 18h30 e sonecas das 9 às 9h30/9h45 e das 12h30 às 14h30. Se você estiver introduzindo alimentos sólidos, faça isso (começando com arroz para bebês) depois da refeição das 11h45 e introduza novos alimentos, e quantidades maiores, a cada dois dias. Logo, seu bebê estará comendo na hora do almoço e no meio ou no final da tarde. Aos sete meses, ele precisa de proteínas na hora do almoço, já que agora ele terá gasto os estoques de ferro com os quais nasceu. O corpo já é capaz de digerir proteínas aos seis meses, portanto, se você começar o desmame antes disso, deve introduzir as proteínas aos seis meses.

Seguir uma rotina tão rígida funciona para muitas mulheres, mas pode fazer sua vida parecer insustentável. Onde está o tempo

Se as refeições forem agradáveis e divertidas, você terá mais sorte ao introduzir novos alimentos.

para almoçar fora ou visitar os amigos? Você tem que encaixar todas as compras e atividades fora de casa nas pequenas brechas em que o bebê está acordado, mas não está se alimentando ou sendo preparado para a próxima soneca?

Outros fatores a levar em consideração quanto à rotina do seu bebê agora incluem:

- Amamentação – ela dificulta a manutenção da rotina. Peça ajuda a um especialista em amamentação.
- Voltar ao trabalho – se outra pessoa irá cuidar do seu bebê ou se ele irá para o berçário, como a rotina dele vai se encaixar à da outra pessoa?
- Como a rotina do seu bebê se encaixa na dos irmãos, se você tiver outros filhos?
- Se você não trabalha fora, você terá de ficar em casa o dia inteiro? Os horários das sonecas e refeições do seu filho permitem que você o deixe em um berçário para fazer uma aula na academia ou ir nadar?
- Se a rotina está trazendo estresse para a sua vida, abra mão dela! Seu instinto está dizendo que não é o melhor para você.

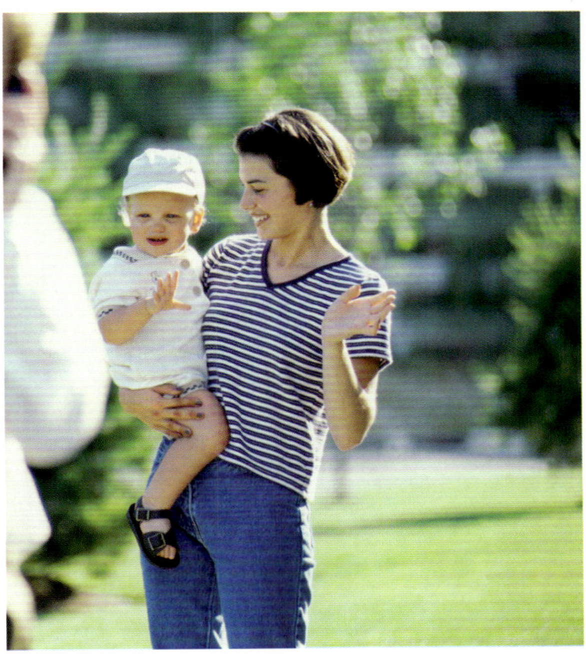

PROBLEMAS PARA DORMIR

Se o seu bebê não dorme durante a noite ou começou a acordar muitas vezes, a sua própria falta de sono pode logo se tornar uma obsessão e deixá-la ressentida.

Para lidar com isso:

- Contrate uma babá, para você poder dormir durante o dia. Dormir quando seu bebê dorme parece sensato, mas nem sempre é prático. Além disso, é quando você está ocupada preparando as mamadeiras, fazendo purês de legumes e lavando a roupa!

- Evite comer besteiras. É tentador quando seu nível de açúcar no sangue está baixo e você quer algo para animá-la rapidamente, mas carboidratos com digestão lenta, como feijão, pão integral e arroz integral, são melhores para sustentar sua energia.

- Dê um passeio. O ar puro fará bem a você e ao bebê, portanto, sair deve ser uma prioridade todo dia, independente do clima.

- Introduza bons hábitos de sono para o bebê. Uma rotina para a hora de dormir é um bom começo, mesmo que você comece agora com um banho seguido pela última refeição e um carinho no quarto com poucas luzes. Os horários das sonecas devem ser consistentes, manter o bebê acordado o dia inteiro não irá deixá-lo necessariamente com sono à noite. Ele pode ficar muito cansado e histérico.

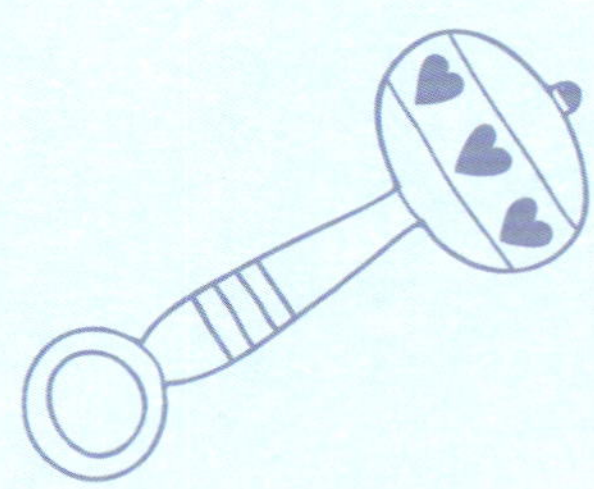

Certifique-se de que a pessoa contratada para cuidar do bebê está disposta a fazer tudo da maneira como você e o bebê estão acostumados.

Seu bebê dos nove aos 12 meses

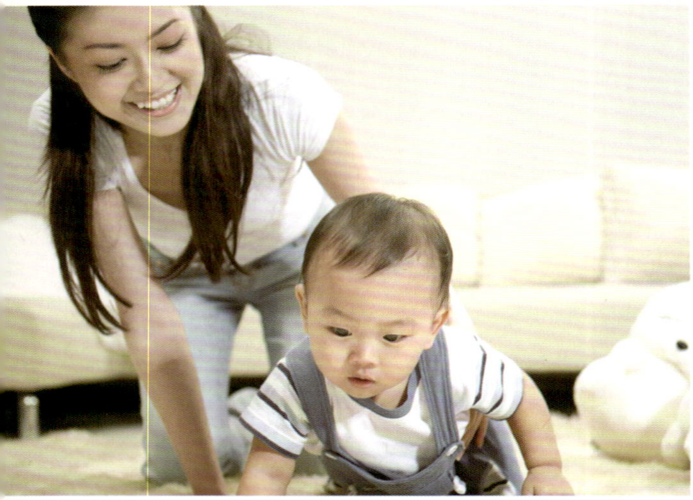

Depois que seu bebê começa a se deslocar, um mundo muito maior fica acessível para ele. Seja vigilante e pense na segurança!

É difícil acreditar que seu bebê já está ao seu lado por tanto tempo quanto durou sua gravidez! Ele já está passando rapidamente pelos marcos do seu crescimento. Aos nove meses, ele está fazendo esforços determinados para engatinhar (se é que já não está engatinhando) e alguns, raros, bebês já ficam até em pé e andam (embora estejam mais propensos a colisões e machucados, pois seus corpos estão à frente de seus cérebros!). A destreza dele está melhorando. Ele consegue usar o dedo indicador para mexer em buracos, portanto, se você ainda não cobriu todas as tomadas, é hora de fazer isso. O equilíbrio dele já está tão bem desenvolvido que ele consegue virar o torso de um lado para o outro e inclinar-se para frente sem cambalear.

Dez meses é a idade em que ele tem controle suficiente dos músculos dos joelhos e pés para começar a se erguer apoiado em móveis e, depois, cruzar de um móvel até o outro, sempre segurando em alguma coisa. Tome cuidado para que os móveis em que ele se segurar não possam cair sobre ele. Esse estágio pode chegar de repente e em momentos inconvenientes, por exemplo, quando você está longe de casa, em um local desconhecido. Tente estar um passo à frente do seu curioso bebê.

Para ajudá-lo a ficar em pé em segurança:

- Não coloque meias ou sapatinhos de crochê nos pés dele, são muito escorregadios.
- Resista à tentação de ajudá-lo. Os bebês estarão prontos para andar no seu próprio tempo.
- Não faça brincadeiras como retirar o apoio dele. Ele perderá a confiança em você e ficará com medo.
- Se você não colocava o bebê em um saco de dormir antes, não faça isso agora. Se ele tentar ficar em pé no berço, irá cair e poderá se machucar.

Seu engraçadinho!

....

....

....

....

....

O QUE É NORMAL AGORA?

AOS 10 MESES

- Ele é assertivo, sabe exatamente o que quer e como comunicar a você!
- Ele consegue copiar gestos e expressões.
- Ele consegue rolar uma bola ou largá-la quando você pede.
- Ele consegue brincar ao lado de outras crianças, embora não brinque exatamente com elas.
- Ele se assusta com barulhos altos.
- Ele entende quando você diz "não" e pode optar por ignorá-la!

AOS 11 MESES

- Ele consegue apontar com o dedo.
- Ele consegue entregar os brinquedos e pegá-los de volta.
- Ele pode tentar se alimentar com uma colher.
- Ele pode precisar de muita confiança e ficará voltando a você como "base de apoio".

AOS 12 MESES

- Ele pode estar começando a andar, mas pode estar a meses de fazer isso. As duas situações são normais.
- Ele consegue gesticular para conseguir o que quer, apontando e repetindo um som (que pode não ter nada a ver com o objeto) com insistência.
- Ele consegue executar ações simples em ordem, segurar um giz de cera e colocar objetos, como as canecas dele, uns dentro dos outros. Ele consegue pegar alimentos pequenos, como ervilhas, entre o dedo e o polegar e, quando você pede que ele aponte o próprio nariz, ele consegue.

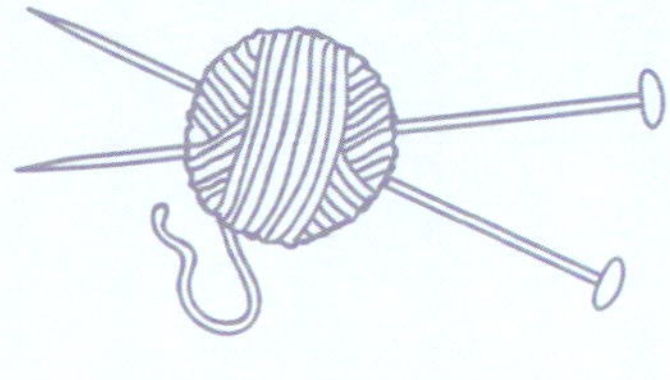

A fala do seu bebê também está ficando claramente mais elaborada nessa idade. Prepare-se para expressões com várias sílabas, como "Babamamalala". Ele está começando a aprender a falar e sua primeira palavra de verdade deve surgir entre 10 e 11 meses. Geralmente, é o nome de alguém importante para ele. Tente não ficar muito decepcionada se for o nome do gato ou do cachorro, e não "mama"!

Ajude seu bebê a falar

- Use pronomes. Diga "vou pegar seu casaco" e "aqui está sua bola". Ele aprende ao criar "rótulos" para as coisas e você aumentará o vocabulário dele sempre que fizer isso.
- Não fique frustrada se ele não pronunciar as palavras corretamente. Você não irá ajudá-lo se ficar insistindo que ele tente repetir a palavra certa. Aceite que ele ainda não conseguiu, mas conseguirá em algum momento.

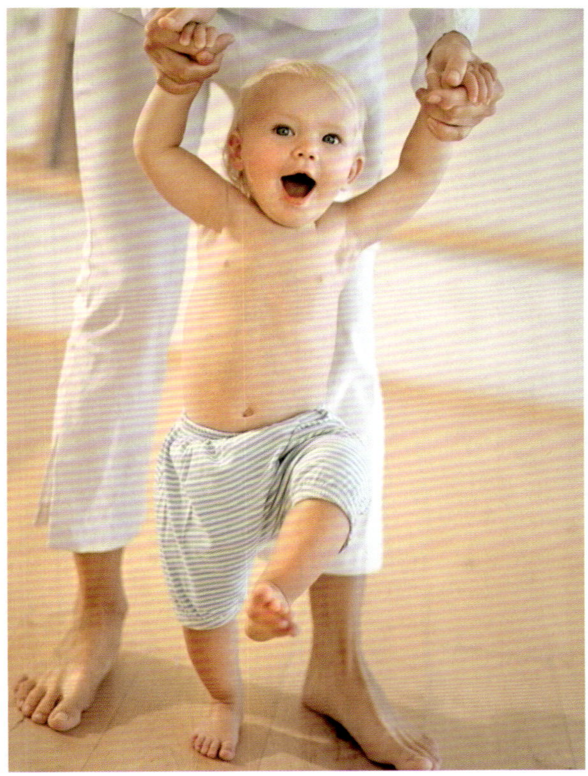

Certifique-se de que o bebê se sinta seguro ao tentar andar pelas primeiras vezes.

A rotina do seu bebê dos nove aos 12 meses

Conhecemos mães que nem pensaram na palavra "rotina" até bem depois do primeiro aniversário dos bebês. Tudo acontece de uma maneira calma e orgânica, o que é ótimo se vocês dois estiverem felizes, bem alimentados e dormindo o suficiente. Porém, quando as coisas começam a dar errado ("ele está sempre com fome!"/"ele nunca está com fome!"/"ele sempre está irritado"/"Não consigo entendê-lo, não sei o que ele quer!"/"ele ainda está acordado quando nós nos deitamos!"), talvez você precise procurar um especialista em cuidar de crianças e a primeira coisa que ele irá querer saber é: "qual é a rotina do bebê" (ou, na verdade, "ele tem uma?"). Se o seu bebê ainda não tem uma rotina, não é tarde para começar, embora, com um bebê que não esteja acostumado a rotinas, possam ser necessários tempo e paciência para ajustá-lo. Portanto, prepare-se para ter perseverança se quiser que dê certo.

Aqui está como um dia típico pode se desdobrar sem problemas. Ele se encaixa no seu estilo de vida?

- Das 7h às 8h: levantar e acordar seu bebê, trocar a fralda dele e dar a ele leite de fórmula em uma caneca com bico (os bebês não passam a tomar leite de vaca até depois do primeiro aniversário), ou, se você ainda estiver amamentando, dar a ele a refeição da manhã. Logo em seguida, sirva o café da manhã: cereal com leite de fórmula ou materno.
- Depois do café da manhã: um banho antes de vesti-lo, seguido por um tempo para brincar no tapete ou no cercadinho. Outra opção é colocar alguns brinquedos na bandeja da cadeira alta dele para mantê-lo ocupado enquanto você cuida de outras

Seu bebê está ficando mais independente, mas ainda precisa se sentir seguro o tempo todo.

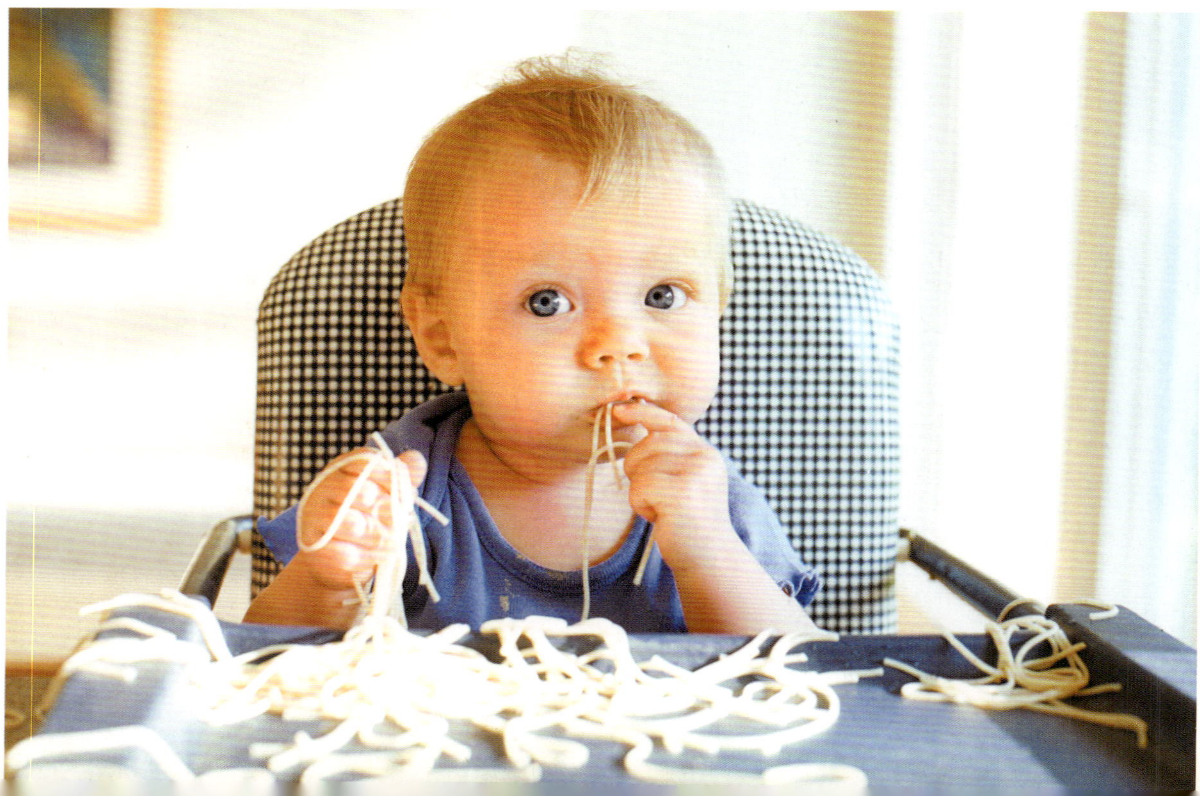

CHORO CONTROLADO

A técnica do "choro controlado" deve ajudar os bebês a perderem os maus hábitos de sono que adquiriram. O conselho é deixar o bebê chorar (no berço, quando ele está cansado e você sabe que ele está pronto para dormir) por alguns minutos antes de ir vê-lo e tranquilizá-lo (sem pegá-lo no colo). Repita esse padrão em intervalos cada vez maiores, até que ele durma. Comece com cinco minutos, depois, deixe um pouco mais, e um pouco mais. Algumas mães nunca conseguem colocar esta técnica em prática, pois ficam de coração partido ao pensar no bebê chorando para ser pego no colo. Porém, já encontramos crianças de seis anos que não conseguem dormir sem que a mãe deite ao lado delas.

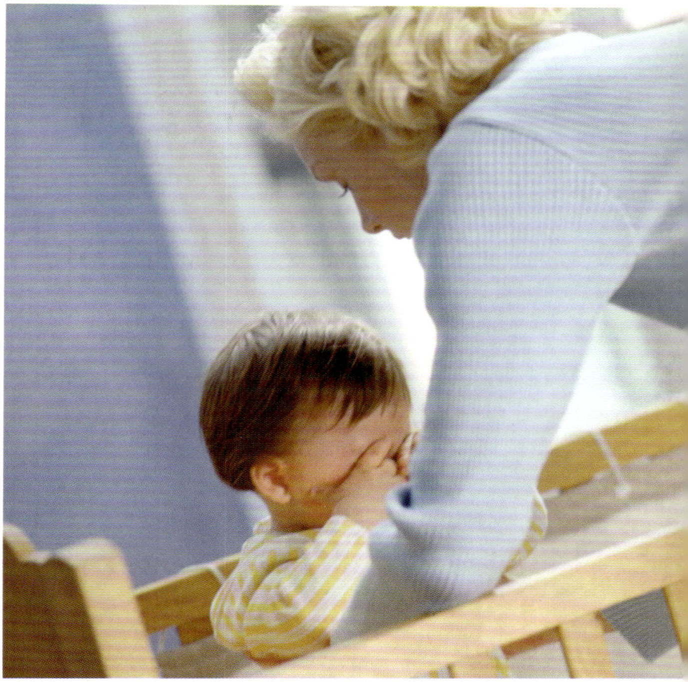

Com a técnica do "choro controlado", os bebês logo aprendem que alguém irá consolá-los em pouco tempo.

coisas, oferecendo um entretenimento extra se você não tem tempo para brincar.

Quando seu bebê der sinais de cansaço (por exemplo, ficar irritado), coloque-o para tirar a soneca da manhã, mas muitos bebês dormem menos durante o dia nesta idade. Se ele não estiver acostumado a tirar uma soneca e começar a chorar, a maioria dos especialistas em crianças diz que não há problema em deixá-lo chorar um pouco, uma técnica conhecida como "choro controlado".

Brincadeira antes do almoço – convide algumas amigas para um café e deixe os bebês se misturarem, ou saia para um passeio.

Almoço – é uma boa ideia começar esta refeição com alimentos em vez de líquidos, que deixarão o bebê satisfeito e diminuirão o apetite dele. Após o almoço, enquanto você arruma tudo, ele pode observá-la de sua cadeira com alguns brinquedos na bandeja.

Se o seu bebê costuma tirar uma soneca à tarde, programe-a para um horário cedo, se quiser que ele durma cedo à noite.

Atividades à tarde incluem passeios, horário de brincar (veja ideias de brincadeiras para fazer com seu bebê nas páginas 126 e 127) e visitas a amigos.

O jantar, por volta das 17h, é outra refeição em que os alimentos sólidos devem ser servidos antes dos líquidos, mas dê a ele uma boa refeição de leite antes de dormir.

Sempre tenha uma boa rotina para a hora de dormir que desacelere o bebê e não o deixe agitado. Se você fizer muitas atividades estimulantes antes de dormir (ouvir música alta, assistir à TV, trabalhar e assim por diante), é mais difícil dormir do que se você tomar um banho relaxante com luzes fracas e música tranquila e, depois, ler em silêncio antes de desligar as luzes. Com os bebês acontece o mesmo!

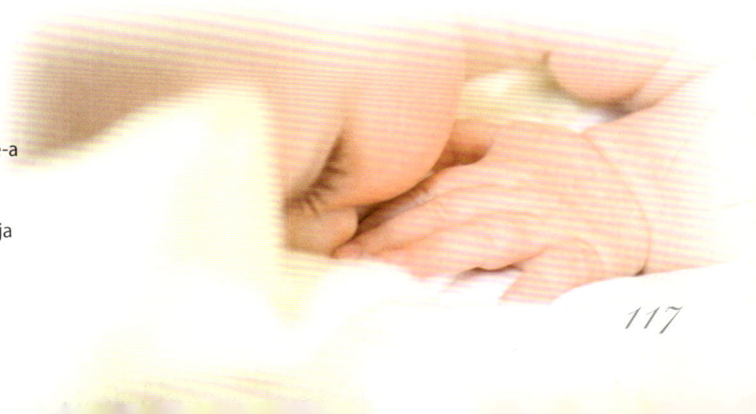

Registre o crescimento do seu bebê

Use esta tabela para registrar o peso do bebê ao longo do primeiro ano.

	JANEIRO	FEVEREIRO	MARÇO	ABRIL	MAIO	JUNHO
2 kg						
2.5 kg						
3 kg						
3.5 kg						
4 kg						
4.5 kg						
5 kg						
5.5 kg						
6 kg						
6.5 kg						
7 kg						
7.5 kg						
8 kg						
8.5 kg						
9 kg						
9.5 kg						
10 kg						
10.5 kg						
11 kg						
11.5 kg						
12 kg						
12.5 kg						
13 kg						

Registre o crescimento do seu bebê

	JULHO	AGOSTO	SETEMBRO	OUTUBRO	NOVEMBRO	DEZEMBRO
2 kg						
2.5 kg						
3 kg						
3.5 kg						
4 kg						
4.5 kg						
5 kg						
5.5 kg						
6 kg						
6.5 kg						
7 kg						
7.5 kg						
8 kg						
8.5 kg						
9 kg						
9.5 kg						
10 kg						
10.5 kg						
11 kg						
11.5 kg						
12 kg						
12.5 kg						
13 kg						

Primeiros alimentos

A idade recomendada na qual o bebê deve ser apresentado aos alimentos sólidos, atualmente, é seis meses. Isso porque pesquisas mostram que, nessa idade, o bebê já desenvolveu bactérias de proteção para ajudar seu sistema digestivo a tolerar novos alimentos. Ocasionalmente, especialistas recomendam que bebês com muita fome comecem a comer alimentos sólidos mais cedo. Busque orientação se seu bebê parecer faminto após a refeição normal com leite e se ele acordar à noite com fome, sendo que antes dormia a noite inteira.

Mesmo começando com alimentos sólidos, o leite continua sendo a mais importante fonte de nutrição nas primeiras semanas e o restante da comida é um bônus. As primeiras refeições sólidas serão apenas uma colher de sopa, mais ou menos, de arroz para bebês misturado com o leite (de fórmula ou materno) até adquirir a consistência de iogurte, servido com uma colher para bebês.

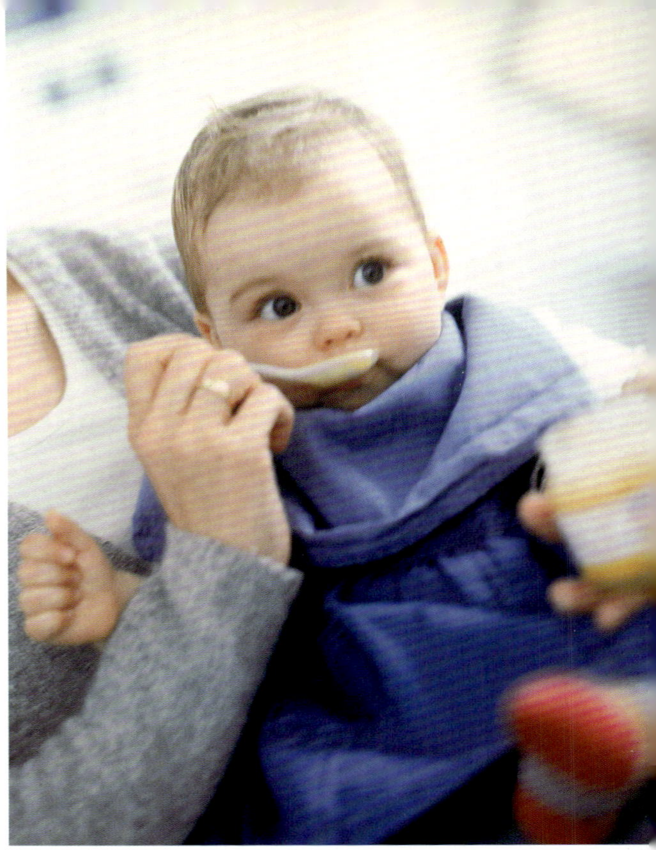

Seu bebê está pronto para o desmame aos seis meses e você pode se surpreender com a velocidade com que ele aceita a nova dieta.

Você pode transformar vários alimentos em purê. Legumes coloridos são ótimos para os bebês começarem.

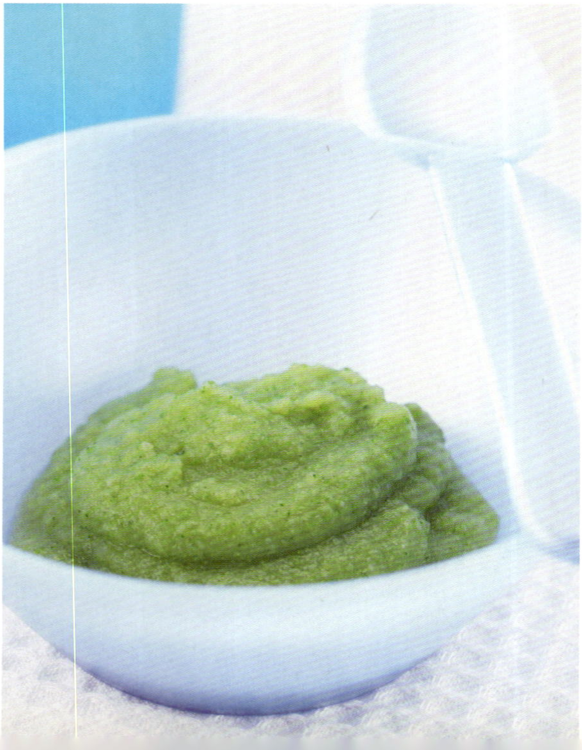

PARA COMEÇAR

VOCÊ IRÁ PRECISAR DE:

- Um liquidificador para fazer os purês.
- Um coador para tirar os caroços.
- Uma pequena tigela de plástico, de preferência com tampa, para você poder guardar a comida que preparou.
- Uma colher para bebês rasa, de plástico. Elas são fáceis de esterilizar e confortáveis para a boca do bebê. Colheres que mostram se a comida está muito quente (mudando de cor) também são muito úteis.
- Babadores para proteger as roupas do bebê.
- Uma bandeja de cubos de gelo para congelar porções pequenas de purê, ou recipientes especiais com tampa para congelar.

Depois de perceber que o bebê está feliz com o arroz (tente durante alguns dias e veja se pode aumentar a quantidade), você pode introduzir outros alimentos. Purê de pera é bom para começar. Nos primeiros dias, ofereça em uma refeição separada do arroz e sempre dê o leite antes.

Quando você introduzir os purês de legumes (misture-os com um pouco de leite para conseguir a consistência boa e líquida de um iogurte), comece com os naturalmente doces, como os de cenoura, abóbora-manteiga e batata doce. O gosto deles será mais agradável para o bebê do que o do brócolis ou do espinafre, que podem ser introduzidos depois.

É importante lembrar que são necessárias cerca de 12 tentativas com um alimento para o bebê se acostumar com o gosto, portanto, os mais desafiadores podem exigir um pouco de perseverança de ambas as partes antes do bebê aceitá-los. Se um alimento for rejeitado um dia, espere alguns dias para oferecer novamente e ofereça apenas um pouquinho da primeira vez, para testar a reação do bebê.

VÁ DEVAGAR

- Deixe o seu bebê ter a iniciativa. Coloque um pouco de purê nos lábios dele e deixe-o lamber. Se ele gostar, dê mais um pouco em uma colher.
- Coloque apenas uma pequena quantidade de comida na colher e coloque somente a ponta da colher na boca do bebê, para que ele decida o quanto quer.
- Nunca incline as costas do bebê enquanto ele come. Ele deve ficar em uma posição ereta o tempo todo para evitar o risco de engasgar.
- Fique atenta a sinais de reação a determinados alimentos. Frutas cítricas, morangos, tomates, aveia e peixe não devem ser introduzidos antes dos nove meses, já que são alimentos que costumam provocar reações.
- Não acrescente sal à comida, pois ele pode causar um esforço excessivo nos rins.
- Passe longe do açúcar (inclusive frutas secas), que pode prejudicar o equilíbrio de bactérias no intestino do bebê, causando problemas digestivos.
- O mel também deve ser evitado até depois do primeiro aniversário, pois contém um tipo de bactéria que produz toxinas no intestino do bebê.

Os alimentos preferidos do bebê

....

....

....

....

....

....

....

....

....

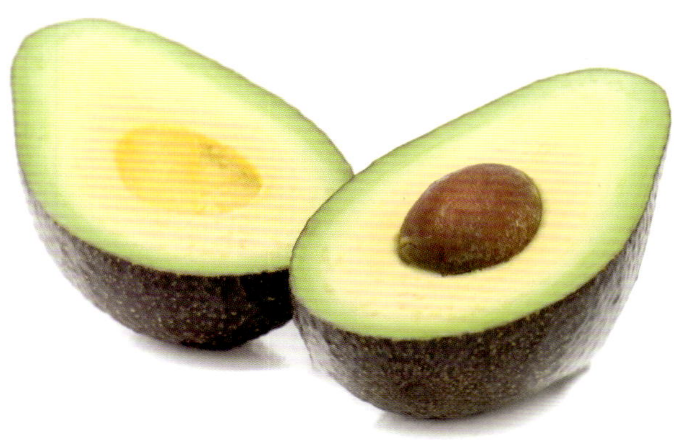

Abacate amassado é uma excelente fonte de ácidos graxos que dão um impulso à atividade cerebral. Dê uma pequena quantidade ao bebê e tempere o restante para preparar um delicioso molho de guacamole para os adultos da casa.

Ingredientes difíceis

Alimentos para comer com as mãos

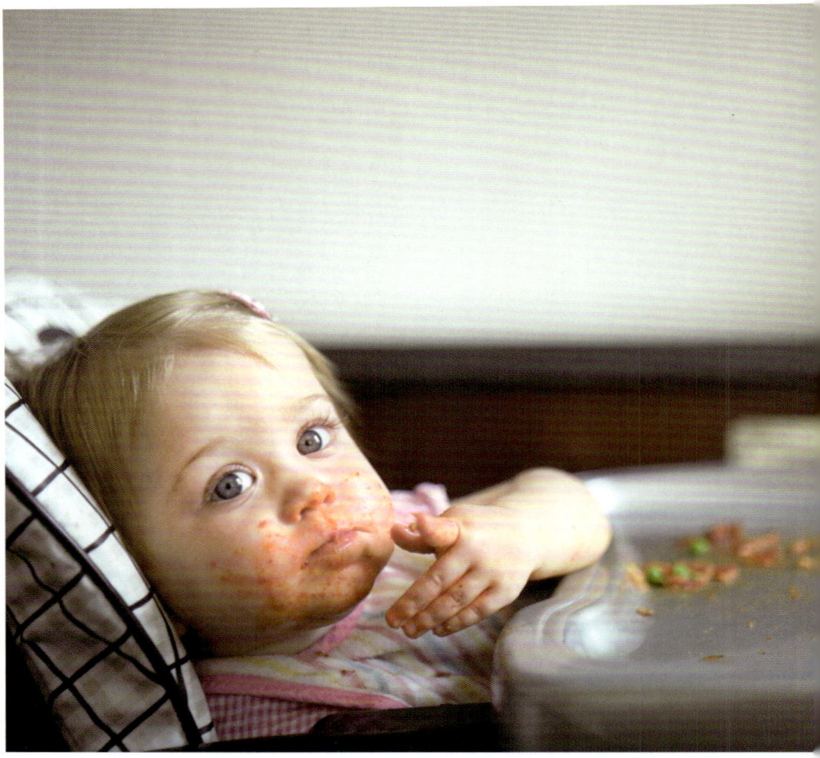

Você pode detestar a ideia de ter comida lambuzada no seu rosto, mas é provável que seu bebê não se incomode.

Os alimentos sólidos não podem ser introduzidos com pressa. Seu bebê não vai ganhar mais pontos na olimpíada de desenvolvimento de bebês por chegar antes do melhor amigo à fase de comer com as mãos. No entanto, também não é a hora de procrastinar. Depois que seu bebê estiver confortável comendo purês líquidos e você tiver conseguido fazê-los com um pouco mais de caroços sem que o bebê se engasgue ou jogue os braços para cima em reprovação, você pode começar a passar para os alimentos comidos com as mãos. Provavelmente isso irá acontecer por volta dos oito meses, quando você tiver estabelecido uma rotina mais formal de café da manhã, almoço e jantar e quando seu bebê irá querer se alimentar sozinho.

A ideia dos alimentos para comer com as mãos é que o bebê pode pegá-los e fazer experiências com eles. Lembre-se de que as aparentes brincadeiras com a comida (amassando-a nas mãos ou lambuzando o rosto, o babador e a bandeja da cadeira) estão ajudando a desenvolvê-lo física e mentalmente, portanto, não se irrite tanto se nem tudo estiver indo para a boca dele, como o esperado. Na verdade, você pode o estar ajudando a ter uma boa relação com a comida e a desenvolver um apetite saudável ao dar um passo atrás (metaforicamente) e resistir à tentação de forçá-lo a comer o que está no prato.

Esses alimentos para comer com as mãos também ajudarão seu bebê a aprender a mastigar, uma etapa essencial do desenvolvimento. Embora ele ainda não tenha dentes, ele pode usar as gengivas para comer os alimentos, mas fique sempre atenta para ele não engasgar; e nunca o deixe comer enquanto engatinha ou tenta andar.

DICAS DE SEGURANÇA

- Lave todos os objetos usados na alimentação do bebê com água quente.
- Não alimente o bebê diretamente do pote, pois a comida ficará contaminada e não poderá ser usada novamente.
- Lave e descasque as frutas.
- Experimente os alimentos cozidos com o seu lábio inferior para garantir que eles não queimem o bebê.

BONS ALIMENTOS PARA COMER COM AS MÃOS INCLUEM:

- Palitos de pão ou bolos de arroz para bebês (sem sal).
- Massas cortadas.
- Tiras de pão.
- Carne (seu bebê agora tem idade suficiente para lidar com o ferro e, na verdade, precisa dele também).
- Ovos bem cozidos: mexidos ou tiras de omelete.
- Frutas: pedaços de banana ou pera.
- Legumes cozidos e cortados: se você geralmente gosta de brócolis e cenoura "al dente", prepare-os um pouco mais macios para o bebê, para que ele possa mordê-los com as gengivas. Quando ele já conseguir fazer isso, cozinhe-os um pouco menos, para que o bebê aproveite todos os benefícios dos nutrientes.

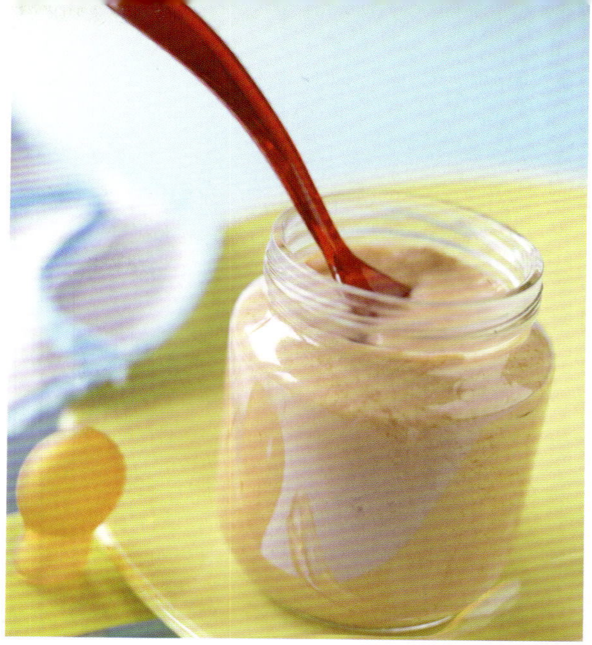

Se você tiver pouco tempo ou estiver longe do mercado, as comidas prontas podem oferecer uma dieta mais variada do que você conseguiria preparar diariamente.

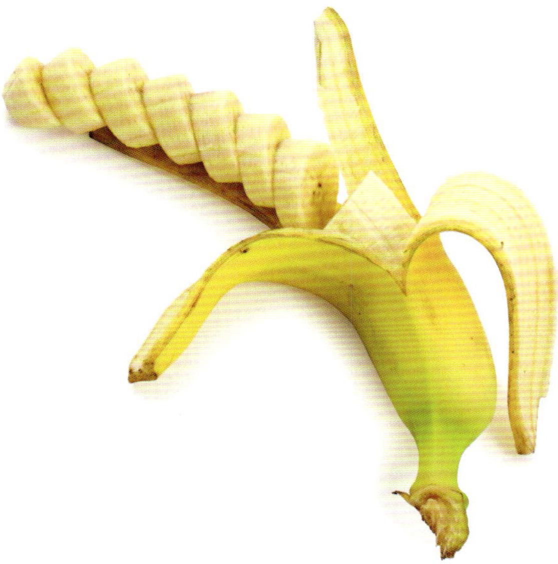

Junto com os alimentos para comer com as mãos, continue a oferecer alguns purês: carne magra ou de aves, lentilhas, batatas amassadas e arroz. Embora o bebê esteja passando para alimentos sólidos, ele ainda precisa de leite também: a amamentação normal ou 568 ml de leite de fórmula por dia. Ele também pode tomar água fervida e resfriada em uma caneca com bico. Resista à pressão de dar suco a ele ou, pelo menos, dilua-o bastante.

COMIDAS PRONTAS

- Os alimentos preparados em casa são os melhores e mais nutritivos para o seu bebê, mas também tomam muito tempo. Se você acha que as comidas prontas se adéquam melhor ao seu estilo de vida, existem algumas muito boas que irão apresentar seu bebê a uma nova gama de sabores e texturas, mesmo que esses sabores não sejam tão naturais quanto deveriam.

Saiba que todas as comidas prontas para bebês são controladas por diretivas rigorosas que limitam o sal, o açúcar e outros aditivos. Alguns anos atrás, foi gerado um pânico com os alimentos prontos quando um produto químico potencialmente perigoso chamado semicarbazida foi encontrado nas tampas de alguns potes. O risco de o bebê ficar doente é bem pequeno, mas, se você estiver preocupada, basta jogar fora a primeira colherada da comida. Se alguma porção tiver vestígios do produto químico, será a de cima.

Aprendendo a usar a colher

Se tudo estiver indo de acordo com o plano, seu bebê deve estar começando a esperar ansioso pelas refeições com alimentos sólidos. É tão divertido para ele que a dúvida de quando dar a ele uma colher dificilmente aparecerá. Se você estiver oferecendo comida em uma colher enquanto ele tenta pegar os alimentos para comer com as mãos, ele simplesmente pegará a colher de você! Deixe-o experimentar e prepare-se para muita bagunça. Uma boa ideia é espalhar jornais velhos sob a cadeira dele. Resista à vontade de limpar todo respingo que ficar no rosto dele. Você não ficaria irritada se fizessem isso com você?

Usar a própria colher é um grande passo à frente no desenvolvimento do seu bebê, portanto, incentive as tentativas dele. Esse é um ato que ajuda a habilidade manual dele, além de acelerar a coordenação do olho e da mão dele mais do que qualquer outra atividade. Serão necessários vários meses até ele manejar bem a colher, portanto, até que ele consiga, tenha várias colheres limpas à mão para substituir as que ele deixa cair... e fique com uma para ajudá-lo. Se ele estiver tendo problemas para pegar a comida com a colher, você pode dar a ele um aviãozinho bem cheio!

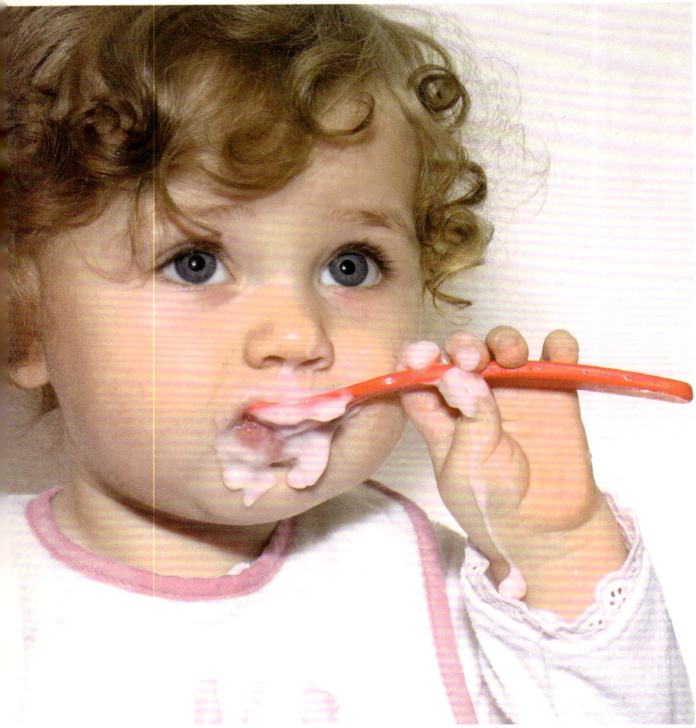

São necessários meses para que o bebê maneje bem a colher.

COMENDO FELIZ

- As refeições do seu bebê serão uma experiência mais feliz se você não ficar tensa.
- Diminua o estresse fazendo refeições simples, assim, você não ficará ressentida com o tempo que dedica para preparar algo que, no final, ficará pelo chão.
- Mesmo se você achar que seu bebê não está ingerindo comida suficiente, ele provavelmente está. Discuta preocupações genuínas com o pediatra (eles são especialistas em ajudar mães com bebês teimosos para comer), mas tenha em mente que as crianças sempre comem se estão com fome e o apetite do bebê pode estar satisfeito com o leite.
- Não entre em pânico com o pouco que o bebê comeu em um dia. Tente pensar na semana como um todo e certifique-se de que ele está bem equilibrado em termos nutricionais ao longo dos sete dias.
- Não encha o prato. A comida será mais interessante se você seguir a "nouvelle cuisine", porções bonitas com muitas cores.
- Se ele tentar sair da cadeira durante a refeição, ele já está satisfeito. Não brigue, ele passará a associar as refeições à tristeza e alimentá-lo pode se tornar um problema para você.

FAÇA VOCÊ MESMA: REFEIÇÕES PARA BEBÊS (A PARTIR DO NOVE MESES)

QUEIJO COM LEGUMES E MASSA (4 a 6 porções)

Cozinhe no vapor 4 buquês de brócolis e 4 de couve-flor por 8 a 10 minutos, até ficarem macios. Cozinhe 1 xícara (pouco cheia) de penne ou farfale pequeno de acordo com as instruções da embalagem, ou até ficarem macios, e escorra. Enquanto isso, faça o molho de queijo. Derreta 1½ colher de sopa de manteiga sem sal em uma panela pequena de fundo reforçado em fogo baixo. Adicione gradualmente 1 colher de sopa de farinha de trigo tipo 1, batendo bem para formar uma pasta uniforme. Cozinhe por 30 segundos, mexendo constantemente. Acrescente ¾ de xícara de leite integral, um pouco por vez, agitando bem para evitar a formação de caroços e, depois, acrescente ½ colher de chá de orégano seco, enquanto mexe a mistura. Cozinhe em fogo baixo por 2 minutos até ficar macio e cremoso e, depois, misture ½ xícara de queijo cheddar ralado. Acrescente a couve-flor, o brócolis e a massa ao molho e mexa bem. Pique bem a mistura ou amasse-a.

IOGURTE DE MAÇÃ E AMEIXA (2 porções)

Descasque, tire o núcleo e pique 1 maçã pequena e, depois, coloque em uma panela com 2 ameixas maduras sem caroço e 2 colheres de sopa de água. Deixe ferver e, depois, diminua o fogo e cozinhe em fogo baixo, com tampa, por 5 minutos, ou até ficarem macias. Retire a pele das ameixas e transforme as frutas em purê em um liquidificador, ou passe-as por um coador até ficarem sem pedaços duros. Misture o purê de frutas com 4 a 6 colheres de chá de iogurte natural e sirva.

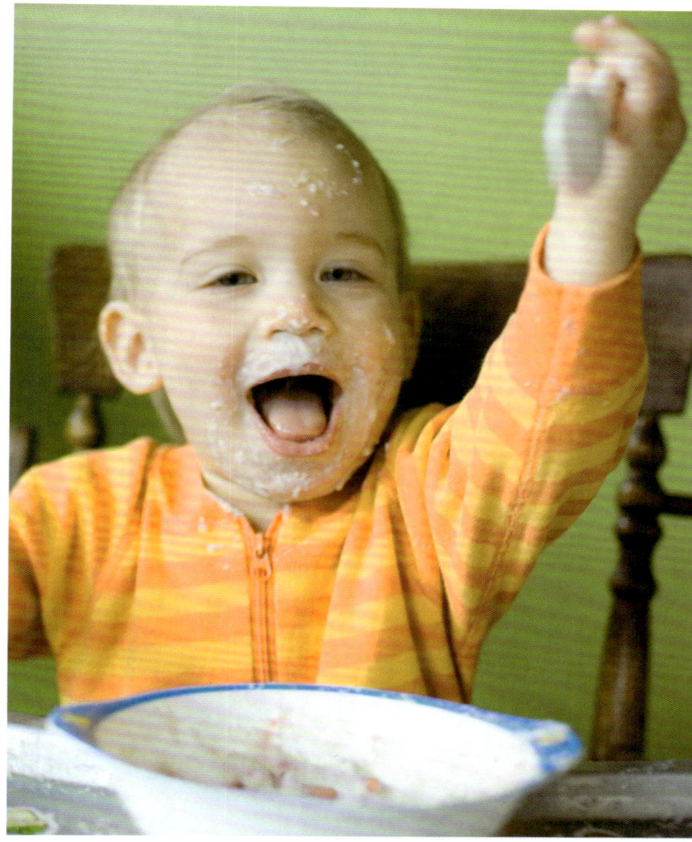

Não entre em pânico com a quantidade de comida desperdiçada, o bebê não para de comer se ainda tiver fome.

INTOLERÂNCIAS A ALIMENTOS

Cinco por cento das crianças são alérgicas ou têm intolerância a certos alimentos e os efeitos podem ser catastróficos: vômito projetado, dores de barriga, crescimento atrasado ou choque anafilático (que pode ser fatal e requer observação médica urgente aos primeiros sinais: lábios, olhos e língua inchados, rapidamente seguidos por dificuldade para respirar). A boa notícia é que 90% das crianças supera as alergias. Sempre introduza novos alimentos um de cada vez, para que você possa observar reações ruins. Os maiores culpados são o leite, os ovos e as nozes.

Brincando com seu bebê

Algumas novas mamães têm um talento natural para falar e brincar com seus bebês. Outras acham mais difícil, talvez porque tiveram pouca experiência com bebês antes de serem mães ou porque sentem vergonha ou são inseguras. Se você for assim, aqui temos algumas dicas para lhe ajudar.

Primeiros dias

Não é necessário nada muito sofisticado ainda. Tudo o que você precisa fazer quanto às brincadeiras é olhar diretamente para o bebê. Uma das primeiras coisas às quais o bebê reage é o rosto humano. Aproxime seu rosto do rosto dele – a menos de 30 cm – e faça com que ele seja o mais interessante possível. Converse de maneira expressiva para suas sobrancelhas subirem e descerem e sua boca se abrir em um "O". Mexa a cabeça e, o mais importante, sorria! Olhe bem fundo nos olhos dele, fazendo contato visual constante. Essa é a base do seu relacionamento com seu bebê e trará as primeiras reações que tornarão as brincadeiras divertidas para ele e gratificantes para você também. À medida que as semanas se passarem, seu bebê começará a sorrir de volta para você e tentará imitar suas expressões.

Dois meses

Como os bebês não enxergam cores fracas nesta idade, use imagens fortes em preto e branco para chamar a atenção. Não há pressão para educar seu filho – tudo parece novo e estimulante agora –, você está apenas ajudando no processo, oferecendo algo para ele focar com facilidade. Experimente segurar um ursinho de pelúcia de cores vivas sobre ele, dê a ele alguns segundos para focar o objeto e, depois, veja-o segui-lo com os olhos enquanto você o mexe lentamente de um lado para o outro.

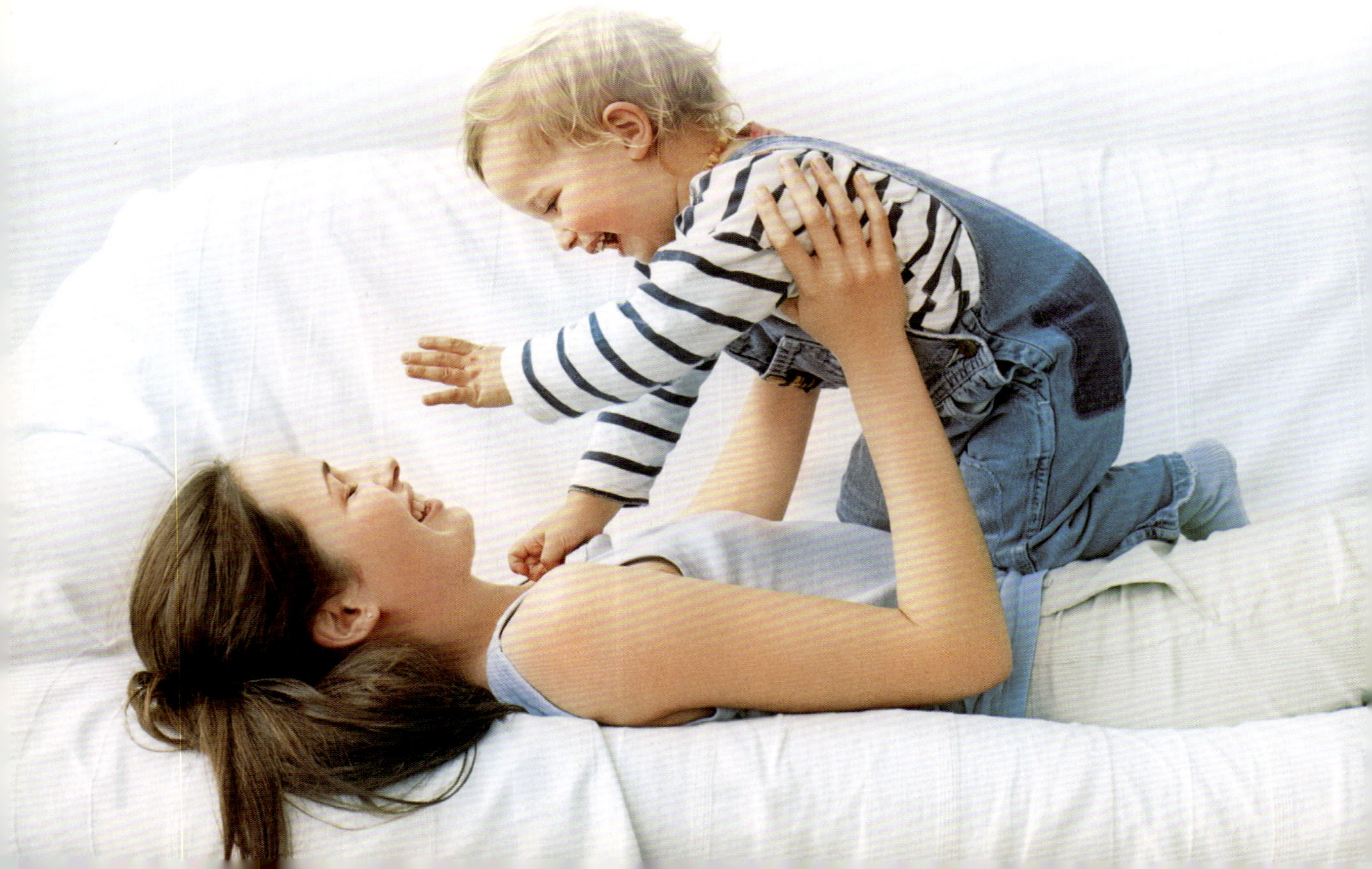

Três meses

Entretenha o bebê. Eles adoram quando as mães cantam canções de roda ou de dança, mesmo que sejam atrapalhadas e desafinadas. Você pode começar a ler para ele histórias curtas e repetitivas também, incorporando-as à rotina para dormir. Nesta idade, ele foca os brinquedos imediatamente quando você os segura, portanto, deixe-os mais divertidos com vozes engraçadas e barulhinhos.

Cinco meses

Invista em um pula-pula para bebês, é uma ótima maneira de incentivá-lo a tocar os pés no chão, mas não coloca muito peso sobre as pernas dele. Não o deixe balançando e se sentindo abandonado por você, mas use esse momento para bater palmas, rir e cantar com ele.

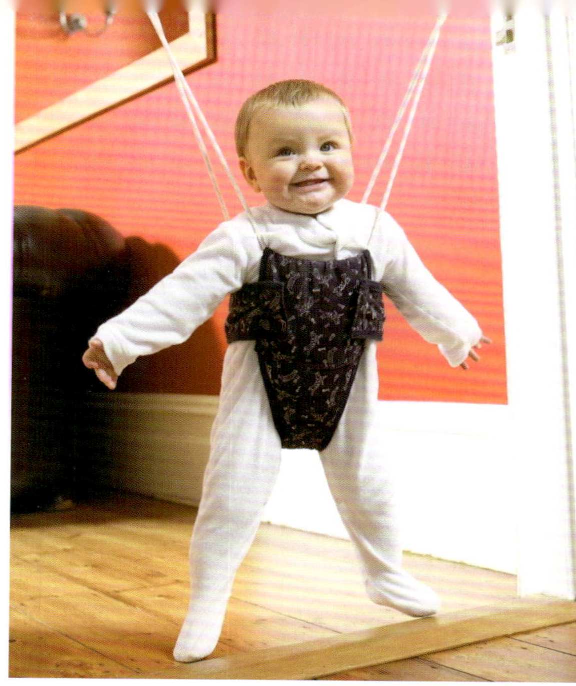

Um pula-pula para bebês bem preso proporciona muita diversão para o seu bebê se você estiver por perto.

Seis meses

Comece a brincar de esconde-esconde, é nesta idade que os bebês percebem que as coisas desaparecem quando eles cobrem os olhos com as mãos, mas voltam quando eles os descobrem. Você pode se esconder atrás das suas mãos ou usar um dos paninhos do bebê para cobrir a cabeça dele. Torne o horário de se vestir mais divertido brincando de esconde-esconde quando a roupa passa pela cabeça dele. Seu bebê logo aprenderá a começar a brincadeira.

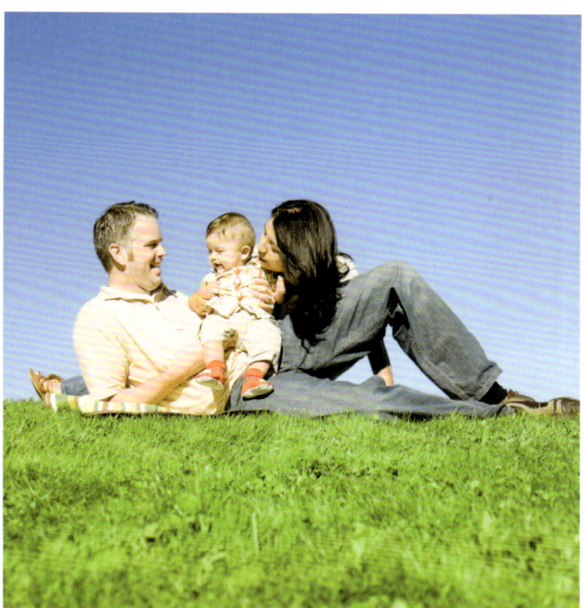

O contato olho a olho e bastante risada são ótimas formas de estabelecer laços e passar momentos agradáveis com seu bebê.

Sete meses

Faça brincadeiras que o estimulem a engatinhar. Incentive-o a brincar um pouco no tapete. Quando ele estiver começando a levantar o corpo, você pode até engatinhar para incentivá-lo.

Oito meses

Introduza canções com ações e pegue panelas e colheres de madeira que você possa bater para fazer barulho (e ajudar a coordenação das mãos com os olhos dele).

De 10 a 12 meses

Leve seu bebê para uma aula com músicas ou uma academia para bebês, onde mais atividades serão introduzidas. Folheie livros de imagens com ele e demore-se sobre as páginas por quanto tempo ele se interessar. Continue conversando, oferecendo ao seu bebê um comentário regular do dia a dia. Os bebês adoram quando apontamos animais para eles e, aos 12 meses, eles entendem cerca de 50 palavras.

Bebê saudável

Nos primeiros meses de vida do bebê é uma boa ideia aproveitar a clínica do pediatra, onde ele será pesado e medido e você poderá discutir suas dúvidas sobre a alimentação e o desenvolvimento. Principalmente quando você é mãe de primeira viagem, é tranquilizador saber que tudo está acontecendo como devia. Também serão oferecidas vacinas para o bebê e essa é outra oportunidade para encontrar o médico ou enfermeira (o profissional da saúde que faz esse serviço na sua área) e conversar sobre suas dúvidas.

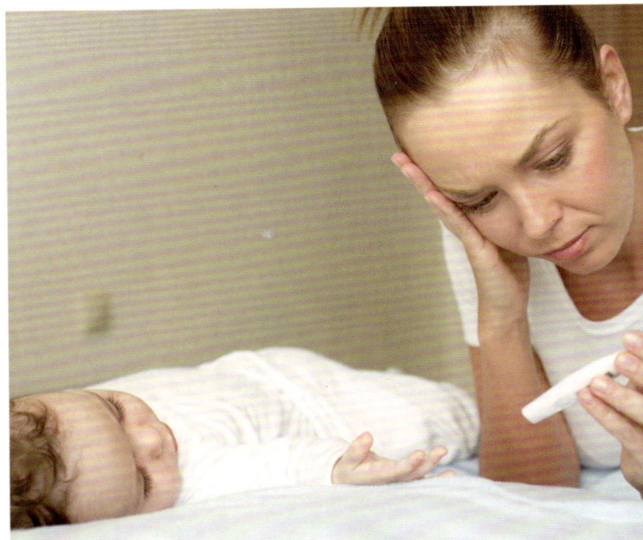

A temperatura alta no bebê sempre deve ser levada a sério. Procure orientação médica se o bebê com menos de um ano tiver febre.

As consultas no médico não precisam ser assustadoras. Faça delas momentos felizes para evitar lágrimas mais para frente.

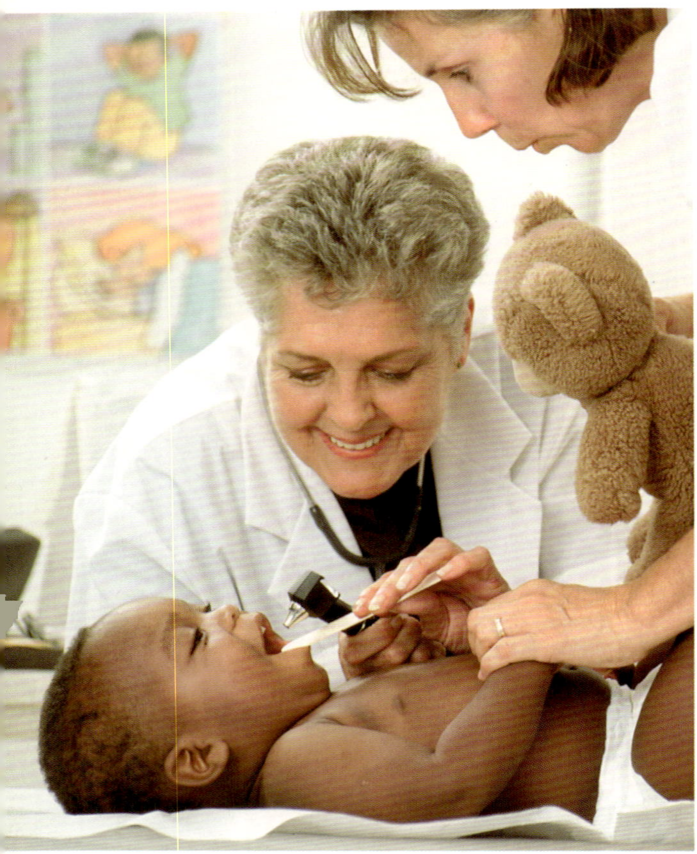

Cada bebê se desenvolve no seu próprio ritmo, mas grandes atrasos para chegar a certos marcos podem ser motivo de preocupação. Procure orientação e informações para tranquilizá-la (inicialmente, com o pediatra) se:

- O bebê não conseguir sustentar a cabeça quando você o pegar no colo, ou alcançar brinquedos, depois dos cinco meses.
- Ele não conseguir se sentar, mesmo com apoio, aos seis ou sete meses.
- Ele não conseguir colocar peso nas pernas ou sentar sozinho aos oito ou nove meses.
- O bebê estiver, em geral, saudável, mas tiver problemas de alimentação.

O pediatra pode ajudar com problemas na amamentação (começar, manter e, por fim, parar) e passar o bebê da mamadeira para a caneca. Ele também é a pessoa para quem pedir conselhos sobre problemas como crosta láctea, cólicas, eczema, problemas de dentição e alergia a fraldas.

Se você estiver em dúvida quanto à saúde do bebê e achar que ele não está bem (principalmente se a temperatura dele estiver acima de 38ºC, ele estiver vomitando ou tiver diarreia), é com o médico que você tem que falar. Você deve procurar ajuda médica de urgência em qualquer uma destas situações:

- Seu bebê está engasgando ou lutando para respirar.
- Ele está com uma alergia que não some ao ser pressionada, ou o pescoço está rígido.
- Ele está tendo um ataque.
- Ele engoliu uma substância perigosa.
- Ele está mostrando sinais de anafilaxia: rosto, lábios ou olhos inchados e respiração com chiado.

Instinto materno

- Confie no seu instinto – você conhece seu bebê melhor do que todos – e, se achar que há algo errado com ele, provavelmente há. Se achar que precisa de ajuda médica, telefone para o pediatra. Amigos e parentes podem tentar tranquilizá-la, mas é você quem sabe que seu bebê está chorando de maneira diferente ou está mais quieto do que o normal.

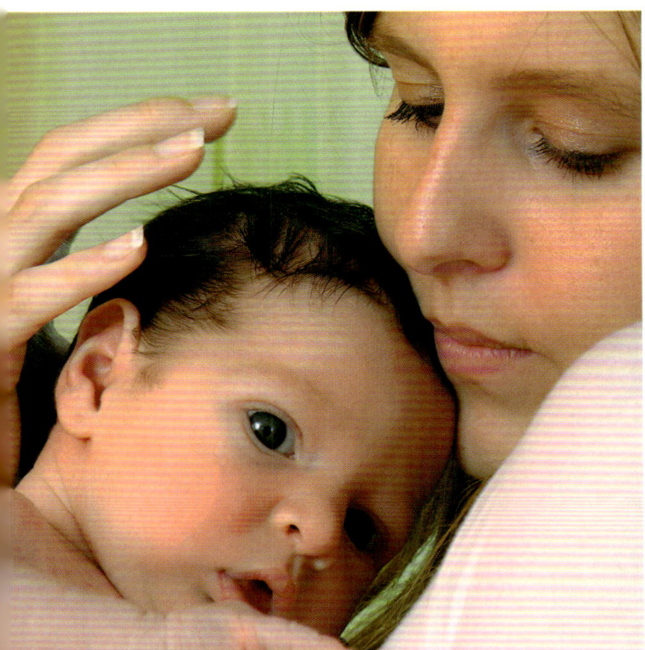

SE O BEBÊ ESTIVER ENGASGANDO

- Ligue para a emergência (192 ou 193).
- Fique calma, não tente tirar o objeto colocando seus dedos na boca do bebê, pois você pode empurrá-lo mais para baixo.
- Deite o bebê virado para baixo apoiado no seu braço ou colo de maneira que a cabeça e o pescoço dele fiquem apoiados e a cabeça fique mais baixa do que o corpo.
- Bata nas costas dele com energia usando a palma da mão, o objeto pode saltar da boca dele. Se isso não acontecer, vire-o para ver a boca e só pegue o objeto se ele estiver na parte da frente da boca.
- Se você não conseguir tirar o objeto depois de cinco tentativas, vire-o para cima e use a ponta de dois dedos para comprimir o peito dele, empurrando o osso esterno para baixo e para frente, na direção do rosto dele. Repita essas técnicas de desbloqueio até três vezes enquanto espera a chegada do socorro.
- Se o bebê ficar inconsciente, tente despertá-lo batendo no pé dele ou chamando-o pelo nome. Deite-o de costas e incline a cabeça dele para trás suavemente com uma mão na testa dele. Verifique se ele está respirando, observando o peito dele ou colocando sua orelha perto do rosto dele; segure-o nos braços, com a cabeça mais baixa do que o corpo, até que a ambulância chegue.
- Se ele não estiver respirando, peça orientações pelo telefone para fazer a ressuscitação cardiopulmonar. Informe detalhes sobre qualquer obstrução visível que ainda esteja na boca dele.

Seu instinto natural permite que você reconheça quando o seu bebê não está bem e precisa de ajuda médica.

Quando o bebê não está bem

Mesmo que seja apenas uma gripe, a primeira doença do seu bebê pode ser muito perturbadora. Reconhecer os sinais logo no início e ter alguma ideia do que fazer, dá mais controle a você. É bom se armar com um livro sobre saúde de bebês e pegar todos os folhetos que puder na clínica do pediatra, ensinando a lidar com problemas comuns. A lista abaixo está longe de ser completa, mas vai ajudá-la a começar.

GRIPE COMUM Ela faz o nariz escorrer e causa desconforto na garganta. O desconforto na garganta pode gerar tosse, o que, por sua vez, pode causar vômitos e ser angustiante para você e para o bebê. Levante o colchão do bebê para que ele fique em uma inclinação suave e o muco seja drenado, em vez de causar tosse. A gripe deve melhorar depois de cinco dias. Se parecer que está piorando, ou se ele apresentar outros sintomas (a qualquer momento), como glândulas inchadas ou dificuldade para segurar a comida ou engolir líquidos, avise o médico.

PRISÃO DE VENTRE Se o bebê estiver se esforçando para limpar o intestino, ou estiver produzindo fezes secas e duras, verifique se a dieta dele é rica em frutas e legumes secos (se ele já estiver ingerindo alimentos sólidos) e se ele está tomando pequenas quantidades de água com regularidade. Fale com o médico se o bebê estiver muito angustiado, tiver prisão de ventre com frequência ou apresentar sangue nas fraldas.

DIARREIA E VÔMITO São sinais de gastroenterite, e os bebês podem piorar com rapidez porque o corpo deles se desidrata em pouco tempo. Peça ao farmacêutico sais de reidratação para repor

Tente acalmar o bebê se ele estiver angustiado, falando suavemente com ele. Ele ficará tranquilo com o som da sua voz.

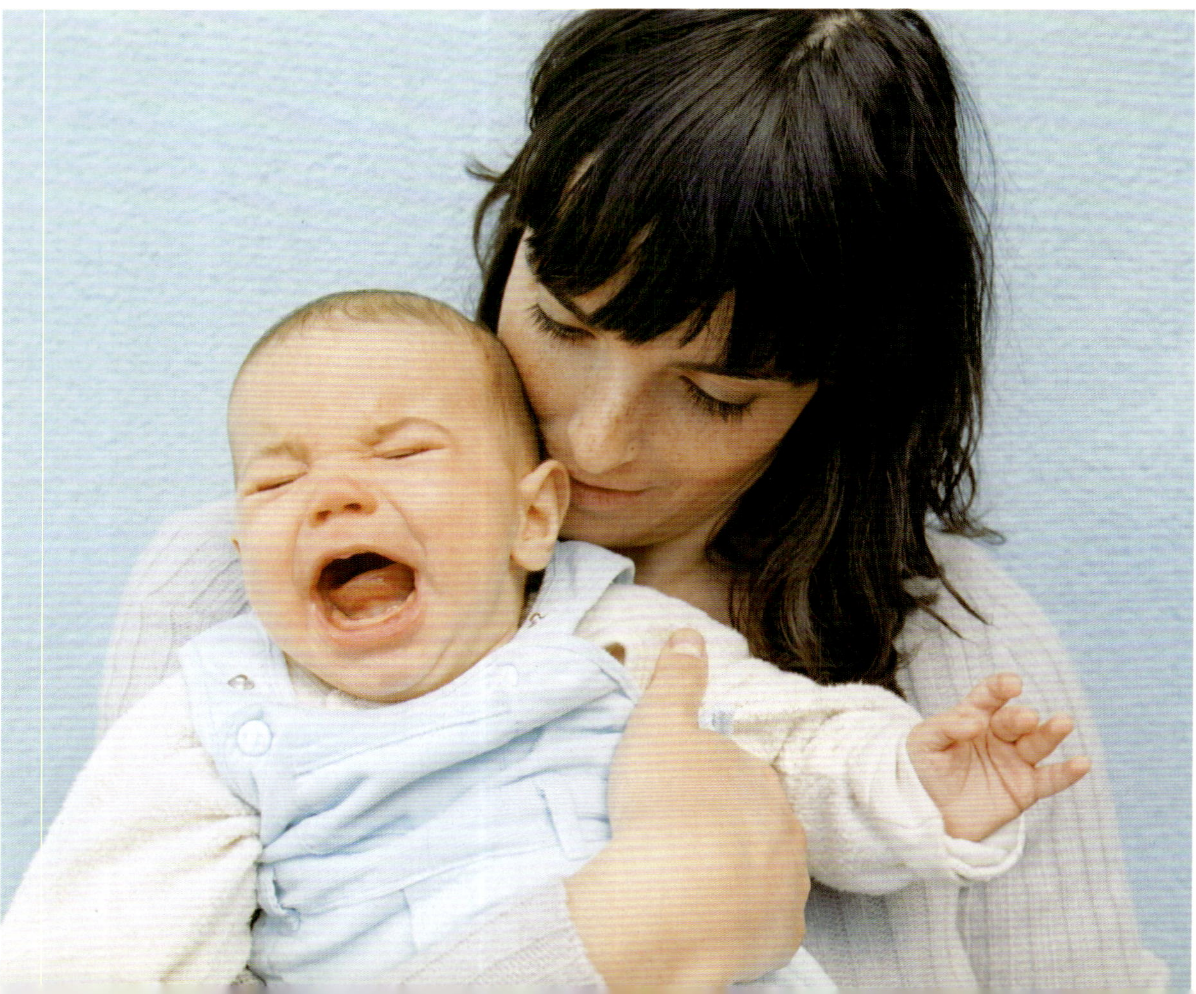

logo os minerais perdidos e peça ajuda médica sobre o que dar ao bebê para comer.

FEBRE Um bebê com temperatura acima de 38ºC está com febre, uma reação a uma doença. É a maneira como o corpo combate uma infecção, já que os agentes causadores da infecção não sobrevivem muito tempo em temperaturas corporais mais altas. Peça orientações ao médico se seu bebê estiver com febre e tiver menos de um ano (com urgência se o bebê tiver menos de seis semanas) e tente baixar a temperatura dele resfriando-o. Tire as roupas dele e deixe-o de fralda. Cubra-o com um lençol, mas não com um cobertor. Dê a ele várias bebidas frias. Use um ventilador para resfriar o quarto e limpe a testa dele com um pano morno.

ERUPÇÕES NA PELE Examine qualquer erupção na pele, principalmente se estiver acompanhada de alguma forma de indisposição. Uma erupção septicêmica – do tipo que acompanha a meningite e não desaparece quando você pressiona um copo de vidro sobre a pele afetada – aparecerá somente como um sintoma tardio, portanto, fique atenta a sintomas iniciais, como palidez, febre e vômitos, pescoço rígido, choro agudo e aversão à claridade. Procure ajuda médica urgente quando observar qualquer combinação desses sintomas. Catapora e sarampo (cuja incidência vem aumentando) também causam erupções na pele e a última é uma doença de notificação compulsória (os casos devem ser avisados à autoridade de saúde). Se a clínica do pediatra tiver um folheto sobre erupções de pele, pegue uma cópia e deixe na caixa de medicamentos para consultar com rapidez.

CONHEÇA SEU BEBÊ

Outros sinais de que seu bebê não está bem incluem:

- Uma criança geralmente ativa que fica apática e perde interesse nos brinquedos.
- Uma criança que antes dormia a se alimentava bem, mas passa a ficar sempre irritada.
- Choro constante.
- Fraldas secas por mais de nove a 12 horas.

ANALGÉSICOS PARA BEBÊ

O acetaminofeno para bebê (Tylenol) pode ser usado em crianças com mais de três meses e é uma maneira excelente de baixar a temperatura, fazendo efeito em 30 a 45 minutos. Se o seu bebê for mais novo, peça orientações ao seu médico em primeiro lugar. O ibuprofeno também está disponível em uma dose para bebês, mas não é adequado para crianças com asma. A aspirina não é recomendada para bebês. Leia com atenção as instruções, a overdose de acetaminofeno é especialmente perigosa.

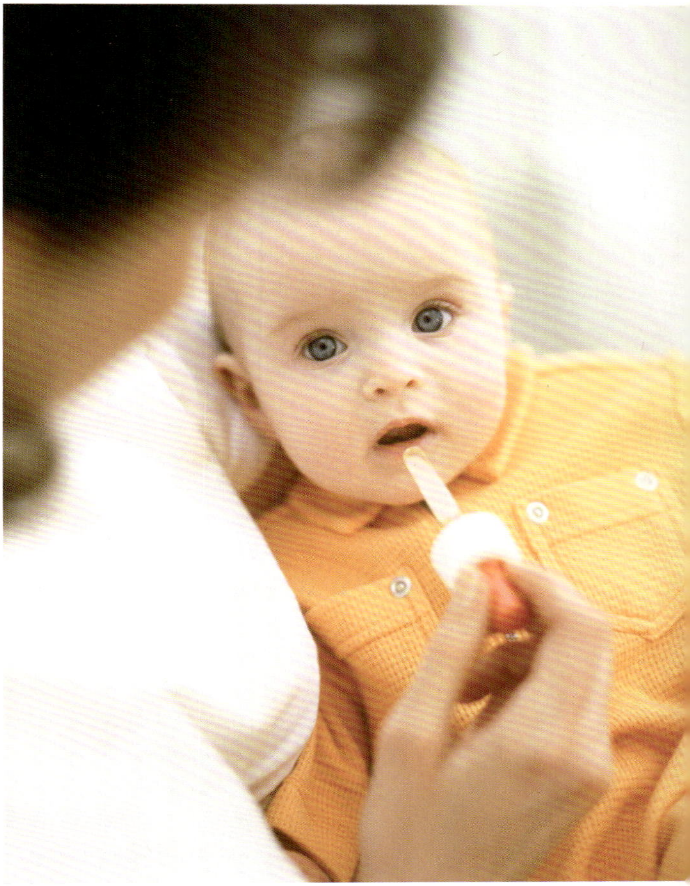

Analgésicos para bebês, usados para baixar a temperatura, devem começar a fazer efeito depois de meia hora.

Dentição

Enquanto alguns bebês ganham dentes com pouco desconforto aparente, outros sofrem bastante, e você não sabe! Dizem que, quanto mais fortes forem os dentes, mais dolorida é esta fase. Isso pode ser pouco reconfortante quando o bebê está gemendo e você está tentando acalmá-lo... e é ainda menos reconfortante para o bebê.

O nascimento dos dentes começa meses antes de o primeiro dente aparecer, e o bebê baba, chora e mastiga para aliviar a dor. O primeiro dente deve aparecer entre o sexto ou oitavo mês – ou até quando o bebê fizer um ano – e o último deve surgir quando o bebê tiver dois anos e meio. Leve o bebê ao dentista quando você for passar por uma consulta. Deixe-o sentado no seu colo enquanto o dentista a examina e ele poderá examinar rapidamente a boca do bebê também. Continue fazendo isso e a primeira consulta dele não será tão alarmante.

SINAIS DE PROBLEMAS COM A DENTIÇÃO INCLUEM:

- Um bebê irritável e carente, sem outros sinais de doença.
- Gengivas vermelhas e inchadas.
- Às vezes, a ponta do dente fica visível sob a gengiva.
- Seu bebê tenta mastigar os próprios dedos e qualquer outra coisa que conseguir colocar na boca.

O QUE VOCÊ PODE FAZER:

- Esfregue as gengivas dele com o dedo limpo para aliviar a pressão.
- Resfrie as gengivas dele com um anel de dentição resfriado ou palitos de cenoura fria (se ele já tiver idade para comê-los). Não congele o anel de dentição, isso pode causar ulceração produzida pelo frio no bebê! Coloque-o no refrigerador, mas não no congelador.
- Camomila (6c) ou pulsatilla (6c) homeopática pode ser aplicada diretamente nas gengivas três ou quatro vezes por dia. Você também pode comprar grânulos homeopáticos eficazes para a fase da dentição, que aliviam a dor.
- Evite expor o bebê ao vento frio, a dor parece piorar. Se você tiver de sair, mantenha o rosto dele aquecido com um chapéu ou cachecol.
- Tente não usar analgésico, a não ser sob orientação médica.

Procure ajuda médica se o bebê continuar se recusando a comer ou tiver outros sintomas que não pareçam estar ligados ao nascimento dos dentes e nunca atribua nada além

ORDEM COMUM DE APARECIMENTO DOS DENTES

SUPERIORES
10 5 7 3 2 2 3 7 5 10

INFERIORES
9 6 8 4 1 1 4 8 6 9

1 Primeiros incisivos
2 Primeiros incisivos
3 Segundos incisivos
4 Segundos incisivos
5 Primeiros molares
6 Primeiros molares
7 Caninos
8 Caninos
9 Segundos molares
10 Segundos molares

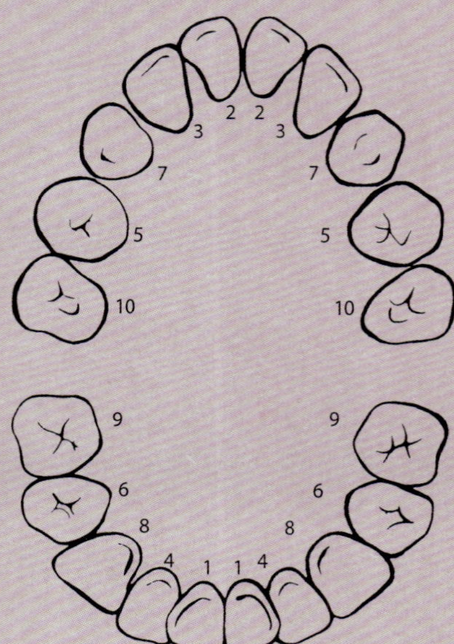

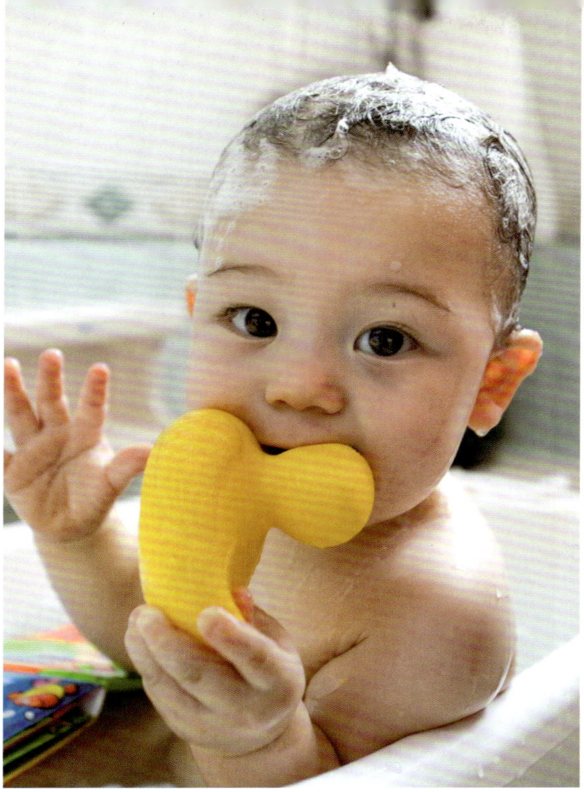

O instinto do bebê é morder qualquer coisa que puder para aliviar a dor das gengivas.

de irritação e excesso de salivação à nova dentição. Não é verdade que ela causa febre, diarreia, vômito, erupções na pele, convulsão ou perda de apetite.

Os primeiros dentes a nascerem são os inferiores da frente, seguidos pelos superiores da frente. Os laterais superiores vêm em seguida, seguidos pelos laterais inferiores.

Quando seu bebê já tiver vários dentes, comece desde cedo a ensinar bons hábitos, fazendo da escovação um jogo. Deixe que ele a veja escovar os dentes primeiro e, depois, ofereça uma escova de dentes para bebê para ele brincar (sob atenta supervisão). Porém, para limpar de verdade os dentes do bebê, use um pedaço de gaze com um pontinho de pasta de dente e esfregue delicadamente nas gengivas e nos poucos dentes que tem. As gengivas precisam estar limpas para evitar as bactérias que causam a placa.

O nascimento dos dentes pode causar muito desconforto e você também vai sentir a dor e a angústia do bebê.

DENTES SAUDÁVEIS

- Nunca dê ao bebê bebidas açucaradas ou suco na mamadeira ou na caneca porque os dentes dele serão constantemente banhados por líquidos açucarados e isso os deteriora.
- Não dê a ele alimentos açucarados. Eles incentivam o bebê a gostar de doces e aumentam o risco de cáries.
- Certifique-se de que a dieta dele seja rica em cálcio e vitamina D, essenciais para a formação de dentes permanentes saudáveis, já em desenvolvimento nos ossos do maxilar e da mandíbula do bebê. Laticínios e peixes (em especial arenques e sardinhas) são ótimos alimentos para garantir dentes saudáveis quando seu bebê tiver idade suficiente para comê-los.
- Converse com o pediatra sobre a pasta de dente. Ele sabe se, na sua área, a água é rica em fluoreto e, nesse caso, é melhor evitar pastas com esse componente. Embora o fluoreto reduza o risco de deterioração dos dentes, o excesso dele pode causar a fluorose, que provoca manchas e pontos nada bonitos no esmalte dos dentes permanentes. Se você usa uma pasta de dente com fluoreto, use pequenas quantidades. Menos é mais!

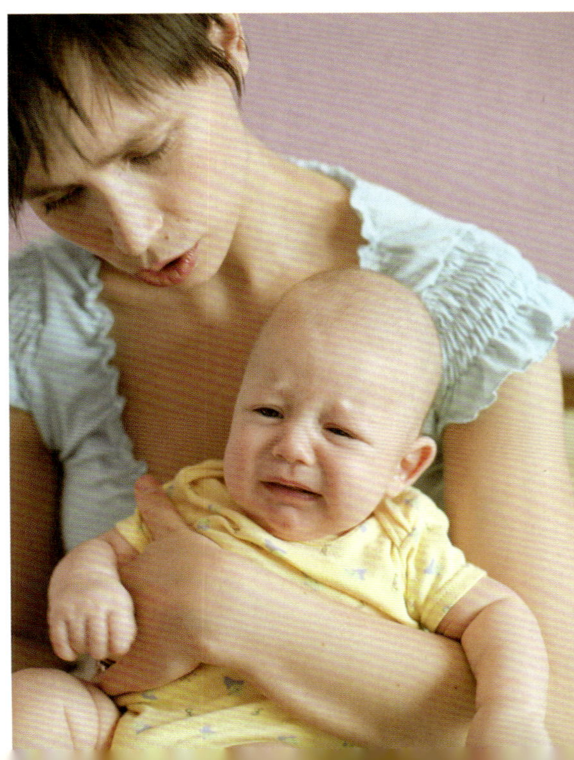

Socializando o seu bebê

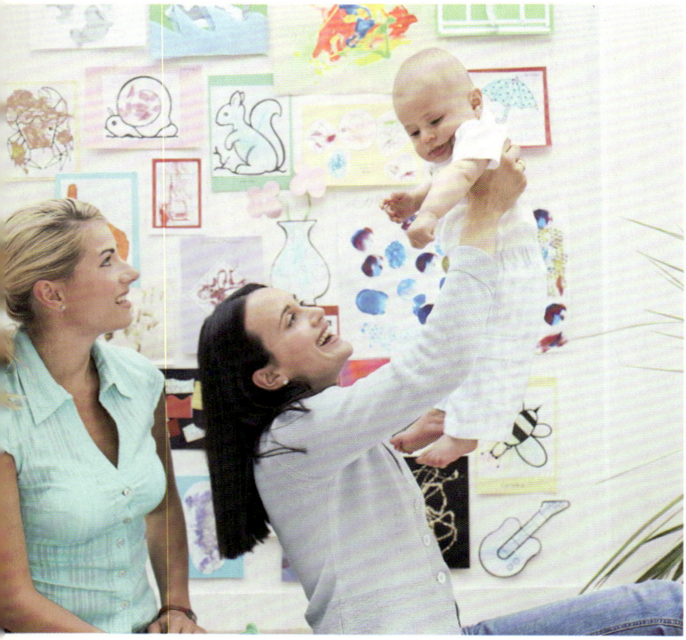

Quanto mais sociável você for, mais provável é que seu bebê seja sociável também.

Quando seu bebê tiver cerca de seis meses, você pode notar que ele começa a puxar o cabelo das pessoas ou a aparentemente bater no rosto delas. Não é mau comportamento, mas a maneira de seu bebê demonstrar as habilidades sociais que ele já adquiriu em sua curta vida.

Ele sabe começar uma conversa com você prendendo a sua atenção de alguma forma e sabe terminar a conversa virando o rosto e mostrando que está entediado.

Desde os três meses, ele não gosta de ser privado do contato social e mostrará o que sente ao chorar quando é deixado sozinho. Aos quatro meses, ele pode erguer os braços esperando que você o pegue no colo e, entre cinco e seis meses, ele começará a usar expressões diferentes para cumprimentar pessoas diferentes. As pessoas que ele conhece e de quem gosta são cumprimentadas com sorriso, enquanto estranhos recebem uma expressão de medo.

Aproveite o interesse dele em outras pessoas como uma oportunidade para ajudar o seu desenvolvimento social. Apresente-o a outros bebês por meio de outra mãe ou de um grupo de bebês, para que ele se acostume a brincar junto de outras crianças antes de realmente brincar com elas. Também é o momento de acostumá-lo a outros adultos, ele precisa saber lidar com babás e parentes que cuidem dele. Se você for voltar ao trabalho, a maneira que você escolher para cuidar

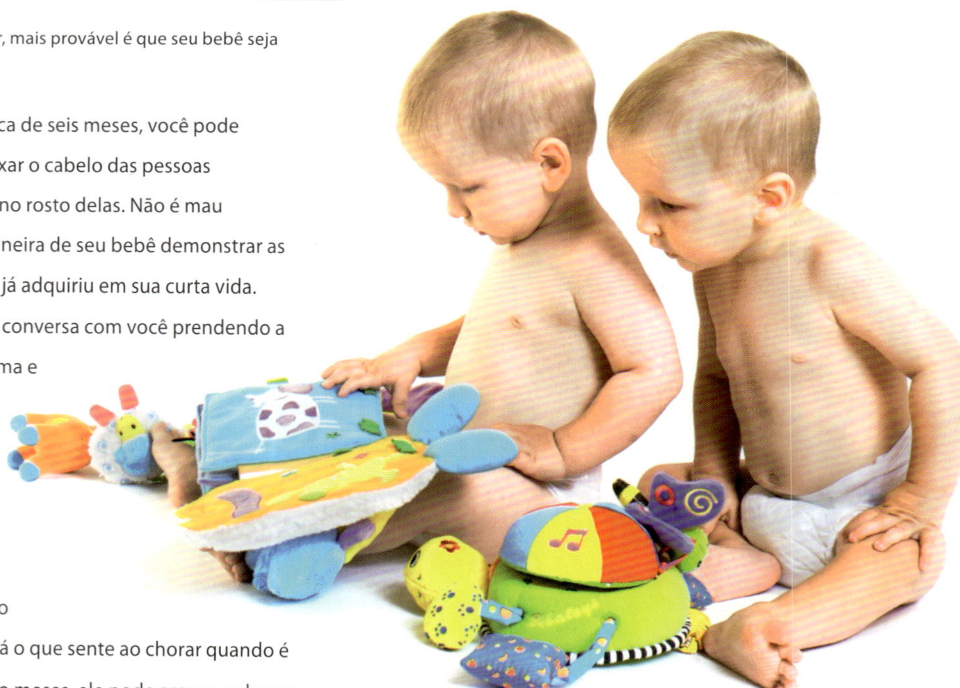

A maioria das crianças é naturalmente sociável. Brincar com outros bebês é uma grande diversão para elas.

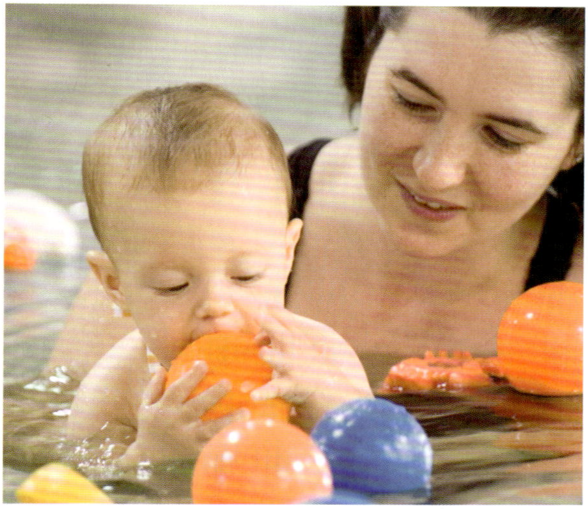

Levar seu filho para nadar ajuda no desenvolvimento físico e social do seu filho.

dele pode ajudá-lo ainda mais com suas habilidades sociais, se ele for colocado em uma creche ou em um berçário em casa junto com outras crianças. Compartilhar uma babá com outra família é outra boa opção se você não quiser que seu bebê fique solitário.

CLUBES PARA BEBÊS

- Pesquise no clube local, descubra se ele tem sessões ou aulas de natação para mães e bebês.
- Aulas de música para bebês – uma grande chance de testar as habilidade de percussão do bebê e exercitar suas cordas vocais com outras crianças.
- Academia para bebês – seu bebê pode andar desengonçado e tropeçar junto com outros bebês em um ambiente macio e seguro.

ESCOLHENDO QUEM CUIDAR DO BEBÊ

BABÁ Procure alguém que se dê bem com seu bebê instintivamente, e vice-versa. Parece óbvio, mas ela também deve ser fluente no idioma materno do seu bebê, pois a família conta com a babá parar reunir boa parte das primeiras palavras do bebê.

BERÇÁRIO EM CASA é mais barato que uma babá e um bom meio termo se você não quer uma creche. Escolha alguém que compartilhe do seu modo de pensar sobre criar os filhos e peça para visitar a casa quando outras crianças estiverem por lá.

CRECHE Verifique se é acolhedora e confortável e se as crianças parecem felizes. Ela também deve ter uma área externa para brincar.

AU PAIR Uma au pair deve ter experiência anterior com crianças e conseguir mostrar isso quando ela conhecer seu bebê. Também é fundamental que vocês se deem bem e que ela se encaixe no modo como sua família vive, já que irá morar com vocês por muitos meses.

BABÁ TEMPORÁRIA Antes de contratar uma babá pela primeira vez, convide-a para uma visita, para conhecê-la e ver como ela lida com seu bebê. Pode ser que você não contrate a mesma babá com frequência e talvez nem possa chamar sempre a mesma. Certifique-se de que ela conseguirá acalmar seu bebê se ele acordar enquanto você está fora. A situação ideal é encontrar uma babá que possa ficar na sua casa por algumas horas enquanto o bebê está acordado (e você está cochilando ou adiantando o trabalho). Dessa forma, o bebê irá reconhecê-la e não ficará com medo se ela for pegá-lo no colo quando ele chorar em uma noite em que você esteja fora.

O primeiro ano do seu bebê

Use estas páginas para registrar os marcos mais memoráveis do seu bebê.

Começou a engatinhar (Onde você estava, como aconteceu, quem estava com você?)

Ganhou o primeiro dente (Doeu? Qual dente nasceu primeiro?)

Primeiras palavras

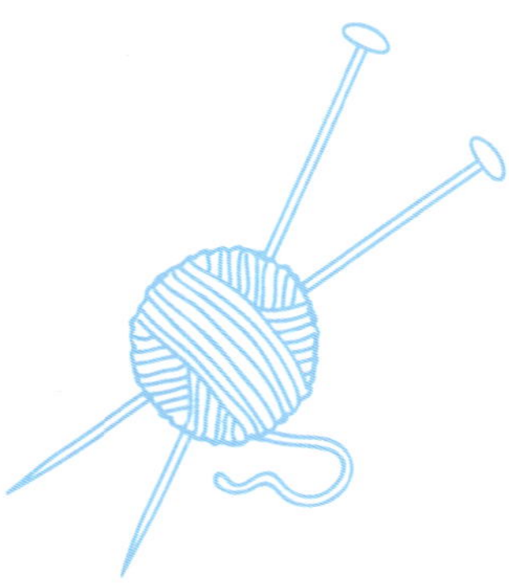

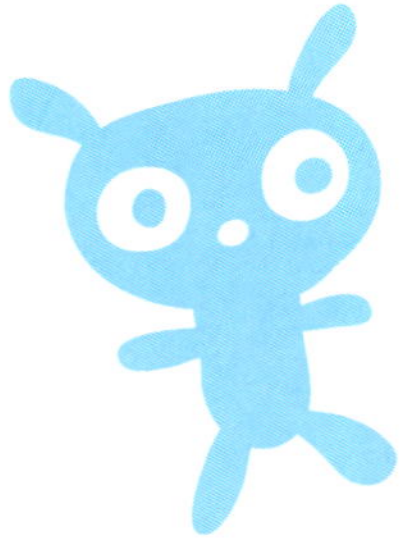

Atividade favorita

Livro favorito

Brincadeira favorita

Música favorita

Comida favorita

Brinquedo favorito

Mais eventos memoráveis

Use estas páginas para registrar mais momentos memoráveis na vida do seu bebê.

Começou a andar

Começou a correr

Saiu do berço

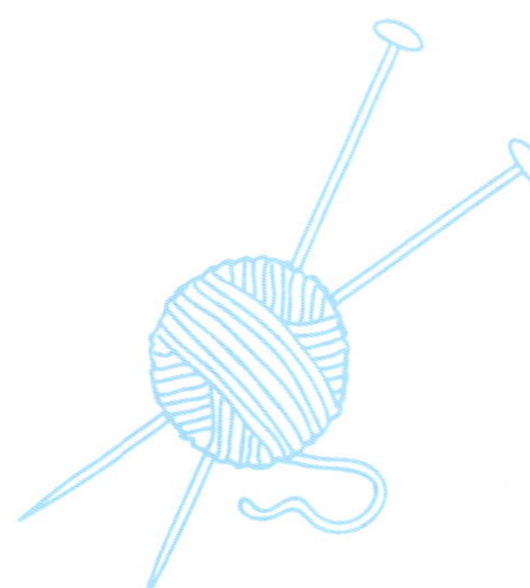

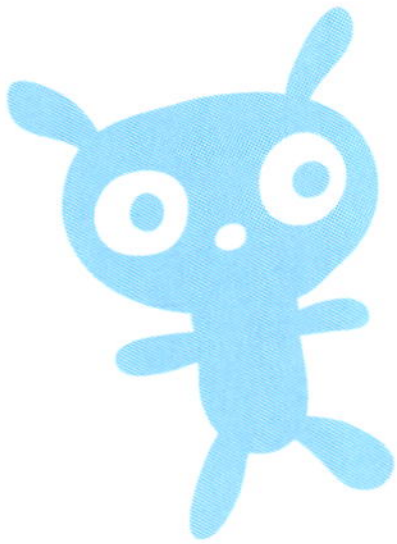

Primeiras palavras identificáveis

Primeiro dia no parquinho ou na creche

O primeiro aniversário do bebê!

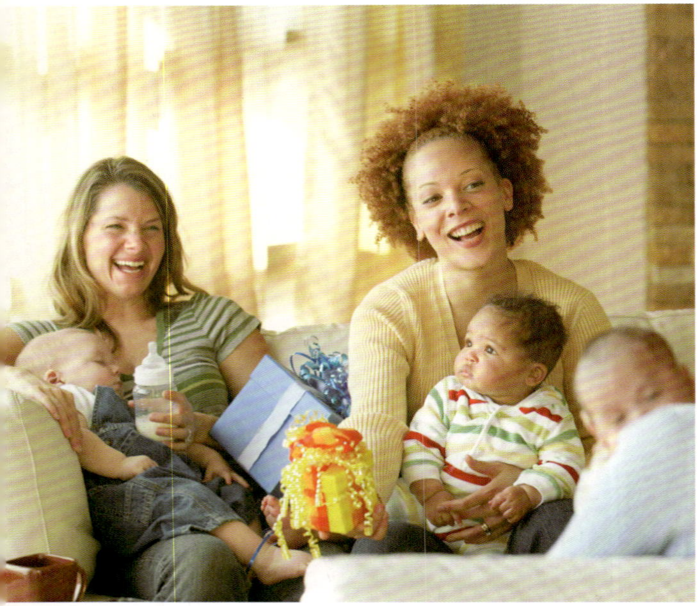

A festa de aniversário do bebê deve ser uma ocasião relaxante e divertida para você também.

Escolha músicas de que ele goste. A música clássica com a qual ele se acostumou é boa para colocar de fundo enquanto as pessoas chegam. Algumas cantigas de roda são ótimas se você planejou algumas brincadeiras.
Embrulhe os presentes de maneira simples para ele se divertir abrindo. Não se surpreenda se o papel for mais interessante do que o presente!
Planeje atividades para ele se divertir, como cantar cantigas de roda. É melhor ficar com aquelas que ele já conhece da sua aula de música ou da creche. Músicas novas podem ser assustadoras, principalmente com tantas pessoas ao redor e o bebê como foco da atenção.

Faz um ano inteiro desde que seu bebê nasceu, e pode parecer uma vida inteira. O primeiro aniversário do bebê é um dia de celebração para você, mas, se estiver planejando uma festa e quiser que ele se divirta, coloque as necessidades dele em primeiro lugar.
Planeje uma festa curta e agradável para um horário em que ele esteja acordado e feliz, por exemplo, por uma hora no meio da tarde.
Convide poucas pessoas e escolha aquelas que ele conhece e de quem gosta e são importantes na vida dele. Pode ser um ou dois bebês que ele sempre encontra e de quem gosta. Escolha amigos de seu filho em vez de filhos dos seus amigos. Convide a pessoa que cuida dele regularmente, uma babá querida ou a equipe que cuida dele na creche.
Prepare comidas simples de que ele gosta. Prefira palitos de legumes bem coloridos a bolos, doces e biscoitos bem coloridos. É uma festa, mas não uma desculpa para estragar a dieta do bebê.

Não fique surpresa se o bebê chorar. Diversão em excesso pode ser demais para o convidado de honra.

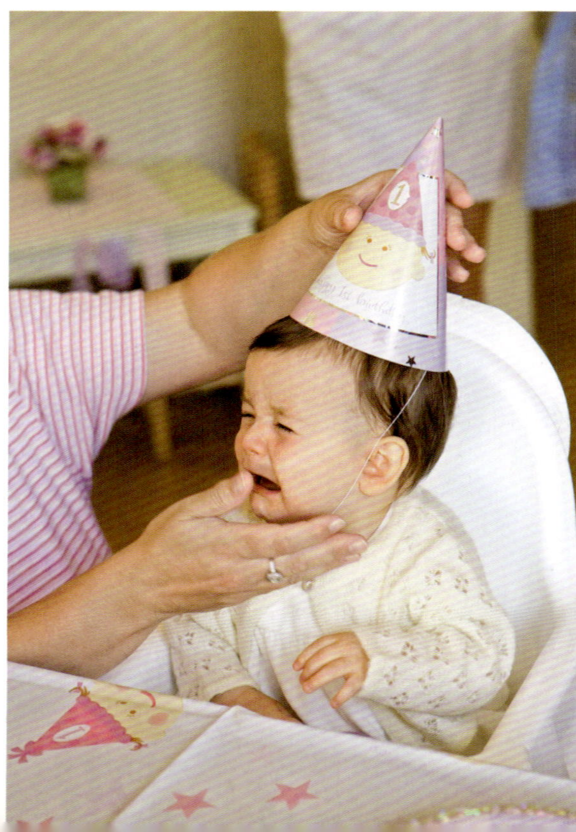

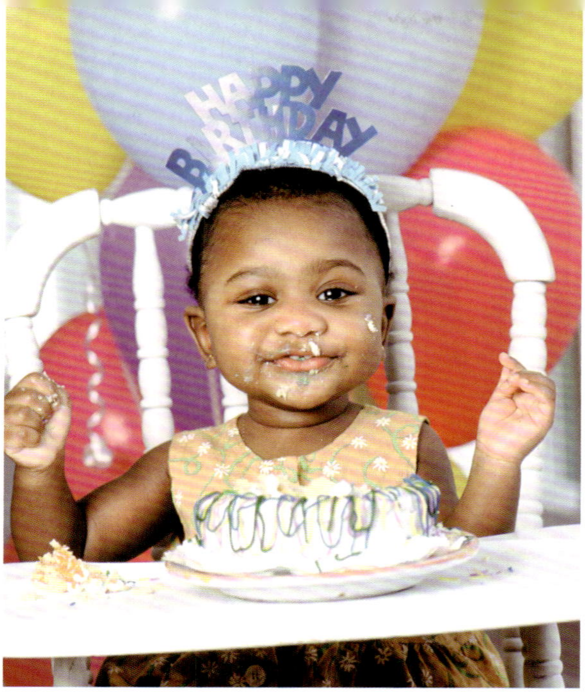

Se ele não ficar assustado com a ocasião, o bebê pode aceitar com entusiasmo toda a atenção que receber!

AGORA O BEBÊ TEM UM ANO!

Seu bebê está se tornando mais aventureiro a cada dia. À medida que ele caminha para o seu segundo aniversário, analise novamente suas medidas de proteção abaixando-se na altura dele e encontrando as zonas de perigo onde ele pode esbarrar. Nos próximos seis meses, ele irá:

- Andar com mais segurança e, aos 18 meses, alguns bebês conseguem correr.
- Começar a balbuciar – irá parecer que ele está dizendo algo fascinante, mas será impossível compreendê-lo por um tempo.
- Ter mais destreza com os brinquedos, aprendendo a construir pequenas torres de blocos. Ele também irá começar a colocar brinquedos dentro uns dos outros e entenderá a ideia de arrumar tudo depois de brincar (aproveite ao máximo!).
- Começar a desenhar figuras – mantenha canetas e lápis fora do alcance dele quando estiver sem supervisão.
- Desenvolver uma boa memória para brincadeiras.
- Começar a usar sua imaginação – embalar uma boneca, empurrar um carrinho de brinquedo com ursinhos de pelúcia ou usar um telefone de mentira.

COMIDA PARA FESTA

Escolha comidas simples e bonitas, com ingredientes de que os adultos gostem, mas dentro dos limites para o aniversariante!

- Palitos de cenoura, pimentão, pepino, ervilha torta e vagem com molho de abacate (passe o abacate no processador de alimentos com suco de limão, coentro e cream cheese).
- Salsichas chipolata orgânicas e frias.
- Kebabs de salada de frutas – coloque em um palito uvas sem sementes, morangos, pedaços de abacaxi e fatias de banana (tire as frutas do palito para o seu bebê e mantenha o palito fora do alcance).
- Sanduíches – faça pequenos sanduíches (um quarto de pão ou triângulos, sem casca) com recheios como cream cheese macio, atum, banana, frango cortado e pepino.
- Bolo de aniversário – escolha um pão de ló simples com recheio de creme de manteiga, bem decorado.

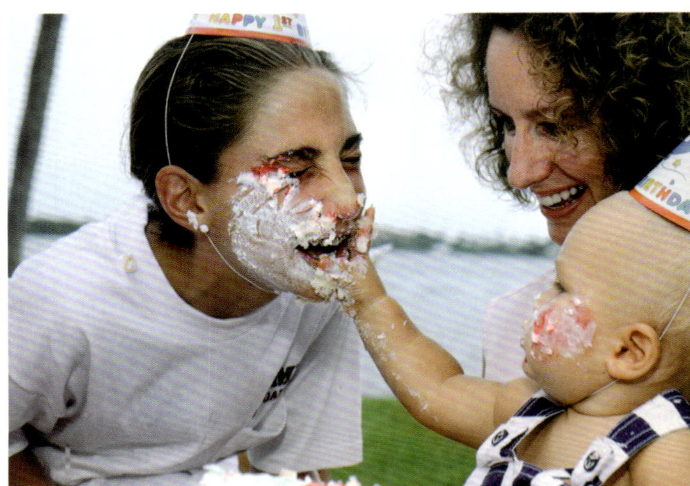

Prepare-se para agir como boba, é uma boa prática para todas as crianças da festa imitarem!

Um ano hoje

Use estas páginas para registrar o primeiro aniversário do bebê.

Quem veio?

O convite da festa (cole o convite aqui)

O que fizemos

Você nos fez rir quando...

No espaço a seguir, cole fotos para se lembrar deste dia.

Índice